全国卫生职业教育教学指导委员会审定

高职高专护理专业实习实训创新教材

外科护理实习导学

主　审　胡　野

总主编　章晓幸

主　编　周秋英

副主编　方志美　范忆蓉

编　者（以姓氏笔画为序）

王　珊　　方志美　　朱小燕　　朱文君

刘沁芳　　李茹芳　　杨晓仙　　邵依娜

范忆蓉　　金如燕　　周秋英　　钱金芳

高月香　　黄利全　　章素花　　舒苏凤

虞建华

人民卫生出版社

图书在版编目（CIP）数据

外科护理实习导学 / 周秋英主编. —北京：人民卫生出版社，2015

ISBN 978–7–117–21077–5

Ⅰ. ①外… Ⅱ. ①周… Ⅲ. ①外科学 – 护理学 – 医学院校 – 教学参考资料 Ⅳ. ①R473.6

中国版本图书馆 CIP 数据核字（2015）第 212260 号

| 人卫社官网 | www.pmph.com | 出版物查询，在线购书 |
| 人卫医学网 | www.ipmph.com | 医学考试辅导，医学数据库服务，医学教育资源，大众健康资讯 |

外科护理实习导学

主　　编：周秋英

出版发行：人民卫生出版社（中继线 010-59780011）

地　　址：北京市朝阳区潘家园南里 19 号

邮　　编：100021

E - mail：pmph @ pmph.com

购书热线：010-59787592　010-59787584　010-65264830

印　　刷：三河市潮河印业有限公司

经　　销：新华书店

开　　本：787 × 1092　1/16　印张：11

字　　数：275 千字

版　　次：2016 年 1 月第 1 版　2016 年 1 月第 1 版第 1 次印刷

标准书号：ISBN 978-7-117-21077-5/R·21078

定　　价：36.00 元

打击盗版举报电话：010-59787491　E-mail：WQ @ pmph.com
（凡属印装质量问题请与本社市场营销中心联系退换）

高职高专护理专业实习实训创新教材
编写指导委员会

总　序

　　顶岗实习是学校教育与社会实践、生产劳动相结合的学习模式，亦称生产实习，是教育教学过程中的重要环节，它强调教学过程的实践性、开放性和职业性，重视校内学习与校外实践的一致。通过顶岗实习，使学生专业所学知识得到实际检验和应用，从而增强学生适应岗位、服务社会的能力。

　　护理专业的顶岗实习阶段，由于学生尚未取得护士执业资格，我们往往称之为生产实习或毕业实习。国家执业护士考试大纲对本科和中高职护理专业生产实习的时限与内容都有明确的要求及规定。多年来大多数办学单位对护理专业学生的实习过程管理与质量控制都作了很好的规范，形成了一整套行之有效的管理方法。但是，随着护理专业办学规模的逐渐扩大，接受学生实习的医院种类、层级及带教能力的差异化也在不断增加，导致护理实习的过程管理紧松不均及质量保障不够稳定。此外，在护理专业学生的生产实习阶段，由于一直以来都缺乏除常规课本之外的教学载体，学生往往处于只埋头干活、较少回眸反思的状态，尤其是缺少临床思维能力的系统训练。为了切实解决护理实习过程中的教学管理与质量控制面临的困难与问题，积极探索实习管理新模式，规范分科实习过程的带教要求，开发实习阶段教学互动的资源，是新形势下如何保障护理实习质量的当务之急。浙江省现代职业教育研究中心健康产业发展与服务研究所和金华职业技术学院，联合国内6个省市10余家医疗卫生及健康服务单位和高职院校护理专业的上百位护理专家，经过3年多的努力，开发完成了护理生产实际案例库（一期），并以案例库的应用为基础，开展实习阶段案例小讲课系列教学，取得了预期效果。为积极满足护理实习带教老师和护生自学的新诉求，在人民卫生出版社的大力支持和全国卫生职业教育教学行指委的精心指导下，我们将教改成果固化并组织编写了供高职高专护理专业师生使用的实习导学系列创新教材。

　　护理专业就业岗位调研表明，目前护生毕业后主要在各级健康行业与医疗卫生单位就业，包括各级各类医院、社区卫生服务中心、个体医疗诊所、体检中心、老人护理院、康复中心及企事业单位的医务室等，护理工作任务除了疾病患者的临床护理、社区卫生服务和居家护理外，还包括亚健康、健康人群的健康教育与管理。为此，我们自觉遵循国务院关于职业教育做好"五个对接"的指示精神，依托行业对护理人才培养的引领与指导，通过院校互动和院校合作，广泛系统地收集了一部分护理工作实际案例并加以教学化改造。案例内容基本涵盖护理人才培养的主干课程知识点和技能点，涉及护理人才的主要就业岗位和工作任务，从患病人群的疾病护理到亚健康、健康人群的健康管理与教育；从医院的临床护理到社区的慢病管理、康复护理院的生活及康复护理；从症状护理到人文关怀、心理护理和家庭护理；从护理典型工作任务拓展到相关基础医学知识的温故知新以及人际沟通能力和职业素质的培养等。为方便与护理分科实习安排的学习匹配，我们将高职高专护理专业实习导学创新教材分为《内科护理实习导学》《外科护理实习导学》《妇产科护理实习导学》《儿科护理实习导学》《急危重症护理实习导学》《手术室护理实习导学》《老年护理实习导学》《社区护理实习导学》《基础医学与护理实习导学》及《护士素养与沟通实习导学》10个分册。每一分册的学习案例都紧扣护理人才培养目标，科学对接专业课程，以护理岗位对护士的知识、技能要求为立足点，兼顾护士执业考试的知识内容和技能要求，以解决患者的实际问题为导向设立学习情境，通过情景式对话方式展现护理人文精神，引入优质护理服务规范用语，将职业素养和沟通技巧的基本要求融入护理工作的过程中，使护理行为更加严谨和人性，从而努力实现护生的学习过程和护士工作过程的有效对接。

案例教学的科学性和有效性，在现代教育学的学习联结理论、认知理论、人本主义理论及建构主义理论中都能找到相应的理论依据。案例教学的实践表明，护生在生产实习的过程中，以教学化改造后的案例为导学素材，可以实现四个方面的提高：一是知识建构，通过剖析护理岗位工作实例，引导学生综合运用所学的基础医学、心理学和护理专业知识等，在融会贯通中建构、内化护理知识体系。二是能力整合，以案例中病人身心变化和病情发展情节为线索的导学过程，能使学生自觉进入到评估、诊断、计划、实施和评价的完整护理工作过程，通过反复训练，能逐步提高观察、分析、解决问题等临床思维及判断能力。三是情境体验，在案例的引导下，通过文字、图片、医技诊断报告等媒体创设"工作情景"，展示"岗位职责"，有利于学生较快地进入工作状态，熟悉工作岗位，促进临床工作习惯的养成，促使学生将所学知识内化为职业素养。四是教学相长，老师采用案例开展辅教导学，在指导护生剖析案例、熟悉护理工作过程的同时，自身的临床思维和工作能力也得到同步提高。

目前我国的高护专业生源结构较为多元，按其招生种类，大致可分为普高起点的三年制、中职起点的三年制、初中起点的"3+2"和初中起点的五年一贯制这四个类型。不同生源类型学生的文化基础、专业基础和学习兴趣有所不同，在使用案例导学教材时要因生源而异。除了各种生源的护生在生产实习阶段的辅教导学均适用之外，也适合作为中职起点"3+3"或"3+2"后3年或2年护生课堂教学的创新教材，因为中职起点的高护学生已有一定的专业基础，若使用传统的学科教材，学生会有"炒冷饭"的感觉而提不起学习兴趣，而案例教材则能弥补这一弊端，使学生在案例的学习与讨论中提高临床思维的综合能力。另外，实习导学教材中的学习案例，也能作为案例引导教学法的有效素材，在基础医学的各门课程的教学中选择使用，在普高起点生源护生学习护理专业课程中发挥辅教导学的作用。本系列导学教材还适用于在职护士的知识更新，也可满足社会人群的自学自护需求。一些有慢性病患者或老年人的家庭，其成员可以通过案例学习，习得相关知识和技能，实施力所能及的康复护理、生活护理等，以提高居民的生活质量。

基于案例教学的护理专业实习过程管理及质量控制的改革实践，运用案例教学创设中高职护理教育教学衔接新模式的试点，是实施浙江省教育厅、财政厅高职教育优势专业（护理专业）建设项目的重要内容，也是我们主动适应健康产业、养老服务业发展的重要举措。在护理案例的采集、教学化改造及试用的三年中，始终得到各级领导与专家的帮助与关心，期间也获得了教育部《护理专业生产实际教学案例库》课题的立项建设，并顺利通过验收。开发以案例为主线的护理实习导学教材，更重要的是抛砖引玉，期待激发同行们为更多更好地培养适岗能力强的实用性护理人才善于深度思考、勇于开拓进取的信心与勇气。限于研究水平和实践经验的不足，尤其对高护专业人才培养目标与规格的认识还不够深刻，护理实习导学系列丛书在内容的筛选、体例的设计和文字撰写中一定存在诸多的不足，敬请使用和关心护理实习导学教材的老师、同学们提出宝贵的建议与意见，以便今后修正与完善。

　　护理专业生产实际教学案例库的研制与护理实习导学案例教材的出版,是医护院校与健康行业及卫生医疗单位紧密合作的两项成果。项目建设中得到了全国卫生职业教育教学指导委员会、人民卫生出版社领导与专家的悉心指导与帮助,也凝聚了协作单位众多护理专家的聪明才智与心血,在此一并致以诚挚的感谢与敬意!

2015年10月于金华

前　言

　　随着社会的发展和大众对健康需求的提高，人们对护理质量的要求也在日益提高；与此同时，却是临床护理队伍的严重短缺，导致临床护理人员工作压力大、节奏快。在此背景下，希望进入临床实习岗位的护生尽早进入角色、要求刚入职的护士尽快胜任岗位工作，是与社会需求同步递增的需要。

　　基于这样的前提，我们编写了《外科护理实习导学》一书。编者们选取了临床常见的外科疾病，以典型案例引入，从临床护理路径着手，设置与临床工作对应的情景，如：入院护理评估、急救护理、入院护理、手术前护理、手术后护理、并发症的观察和护理、出院护理、健康宣教等。尤其是并发症的观察和护理内容部分，根据不同疾患特点选择最典型的情景，既有针对性，又突出不同疾病的特殊性，还避免了简单的重复，这样的编排非常地贴合临床，实用又好用。涉及的重要理论知识，以"知识链接"的方式嵌于相关位置，便于学习者回顾和应用；临床最新的前沿发展，以"知识拓展"的形式予以展示，让学习者能及时地了解和更新。在每个任务后编者均有思考与练习，使学习者对相关内容可做进一步的展开和分析。

　　全书分为"消化系统疾病患者护理""呼吸循环系统疾病患者护理""神经系统疾病患者护理""泌尿系统疾病患者护理""运动系统疾病患者护理""肿瘤患者护理"及"烧伤患者护理"七个项目。其中，项目一包含了腹外疝、腹部损伤、消化性溃疡、急性阑尾炎、急性肠梗阻、胆石症、直肠肛管疾病患者的护理七个任务；项目二包含了胸部损伤、下肢静脉曲张、血栓性闭塞性脉管炎患者的护理三个任务；项目三包含了颅脑损伤、蛛网膜下腔出血患者的护理两个任务；项目四包含了尿路损伤、泌尿系结石、良性前列腺增生患者的护理三个任务；项目五选取了常见四肢骨折、骨盆骨折、脊柱及脊髓损伤、常见关节脱位、颈肩痛和腰腿痛患者的护理六个任务；项目六包含了胃癌、食管癌、肺癌、乳腺癌、肝癌、大肠癌、肾癌和膀胱癌患者的护理八个任务；项目七介绍了烧伤患者的护理。

　　承担本书编写工作的编委有来自金华市中心医院、金华市人民医院的高年资临床在职专科护士，也有来自于金华职业技术学院有丰富临床经验的专业教师，他们利用自己的专长，为低年资临床护士、实习护士提供了最直接又便捷的入职指导，还可用于护理教学、临床带教、在职护士继续教育及低年资护士独立值班资格临床应急能力、模拟案例场景考核等。

　　鉴于外科护理内容广泛、发展迅速，尽管本书编者已竭尽全力，但水平有限，书中定有许多不足和不全之处，望同道们不吝指教。

周秋英
2015年10月

目 录

消化系统疾病患者护理

任务一　腹外疝患者护理

患者,男性,70岁,文盲,农民。因发现右下腹肿物1年余,不能回纳伴腹痛1天入院。患者1年前发现右侧腹股沟一约桃子大小肿块,站立时出现,无不适,平卧时可消失,一直未重视。4小时前排便用力后肿物突然增大,伴疼痛,并逐渐加重,感腹胀伴恶心、呕吐,吐出胃内容物,遂来我院急诊。

查体: T 36.8℃, P 76次/分, R 22次/分, BP 200/98mmHg。神志清楚,痛苦貌,心律齐,未闻及杂音,两肺呼吸音粗,未闻及干、湿啰音,腹部软,无明显压痛、反跳痛,肠鸣音亢进,右腹股沟区可及一4cm×5cm大小肿物,张力高,不能回纳,有压痛。

患者既往有高血压病史10余年,一直服用珍菊降压片降压。

辅助检查:

血常规示: WBC 14.6×10^9/L、N 92%,血生化未见明显异常。

B超示:右侧腹股沟包块内可见类肠管样回声(腹股沟疝伴嵌顿?)。

医疗诊断:

1.右侧腹股沟疝嵌顿

2.高血压

情景1　入　院　护　理

急诊室电话通知有急诊患者入院,于23∶30患者由急诊室护士及家属儿子陪同平车送入病房。

问题1　如果你是病房当班护士,需做哪些准备工作?

1.如果我是当班护士,在接电话时先询问患者的一般情况,以及是否需要准备抢救物品,如吸氧、心电监护、特殊药物等。

2.通知值班医师准备。

3.快速准备床单位及一次性卫生用品(脸盆、痰盂、开水壶等)。

4.根据情况准备氧气装置及心电监护设备。

5.准备就绪通知急诊室送患者,迎接急诊患者。

问题2　患者入病房后,你如何进行接待? 如何做好护理评估?

1.患者入病房后立即汇报医师。

2．与急诊室护士做好详细交班,填写交接记录本。

3．安置患者至病床,测量生命体征,汇报医师患者目前血压的情况(200/98mmHg),遵医嘱予硝苯地平片(心痛定)10mg舌下含服。

4．正确护理评估

(1)右下腹肿物1年余,不能回纳伴腹痛1天。

(2)站立时出现,平卧时可消失。

(3)排便时肿物突然增大,伴疼痛,并逐渐加重,感腹胀伴恶心、呕吐,吐出胃内容物。

(4)肠鸣音亢进,右腹股沟区可及一4cm×5cm大小肿物,张力高,不能回纳,有压痛。

(5)B超示:右侧腹股沟包块内可见类肠管样回声(腹股沟疝伴嵌顿?)。

(6)既往有高血压病史。

(7)该患者依据跌倒危险因子评分得5分,为高危跌倒患者,落实各项跌倒坠床防范措施。

5．向患者及家属介绍入院各项规章制度及入院须知。

🔘 知识链接

斜疝与直疝的区别

发病年龄	儿童和青壮年多见	老年人多见
突出途径	经腹股沟管突出,可进入阴囊	由直疝三角突出,不进入阴囊
疝块外形	椭圆或梨形	半球形,基底较宽
回纳后压住深环	疝块不再突出	疝块仍可突出
精索与疝囊的关系	精索在疝囊后方	精索在疝囊前外方
疝囊颈与腹壁下动脉的关系	疝囊颈在腹壁下动脉外侧	疝囊颈在腹壁下动脉内侧
嵌顿机会	较多	较少

♻ 知识拓展

跌倒危险因子评分表

危险因子(可多选)	分数	评估时间
最近一年曾有不明原因跌倒经验	1	
意识障碍	1	
视力障碍	1	
活动障碍、肢体偏瘫	3	
年龄≥65岁	1	
体能虚弱	3	
头晕、眩晕、体位性低血压	2	

续表

危险因子(可多选)	分数	评估时间
服用影响意识或活动的药物：散瞳剂、镇痉抗癫剂、麻醉止痛剂、利尿降压药	1	
住院中无家人或其他人员陪伴	1	
总分		
评估者签名		

备注：根据患者情况评分，评分≥4分列为护理问题高危跌倒/坠床患者

情景2　术前护理

经医生检查后，准备在硬外麻下对患者行无张力疝修补术。

问题3　如何做好该患者的急诊术前准备？

1. 通知患者禁食、禁饮；告知患者手术的必要性，取得配合。

2. 遵医嘱做好普鲁卡因皮试、青霉素皮试；送检急诊血常规、凝血酶原时间、急诊血生化，必要时备血。

3. 男患者由医师备皮。

4. 备皮后更换手术衣裤，检查有无活动性义齿及首饰，取下交由家属保管。

5. 复测血压136/82mmHg，填写手术患者交接单。

6. 必要时留置胃管及导尿管。

7. 准备就绪通知送手术患者。

问题4　患者入手术室后，病房护士应做哪些准备工作？

1. 准备麻醉床。

2. 准备氧气装置及床边心电监护仪。

情景3　术后护理

患者在硬外麻下行无张力疝修补术，2小时后返回病房，带胃管、导尿管(术中损伤膀胱)各一根。

问题5　你会如何接待该术后患者？

1. 安置患者体位，平卧4~6小时，有呕吐时头偏向一侧。

2. 予双鼻氧管3L/min吸氧，心电监护，测量T、P、R、BP，与麻醉师做好交接。

3. 接胃管、导尿管(不夹管)，妥善固定，保持引流通畅，做好引流管护理。

4. 保持静脉输液通畅，遵医嘱给予抗感染补液治疗。

5. 向患者及家属交代术后注意事项。

问题6　术后要向患者及家属交代哪些注意及配合事项？

1. 患者回病房应平卧4~6小时，感恶心、呕吐时可头偏向一侧，防止呕吐物误吸甚至引起窒息。

2. 术后患者可早期进行床上翻身活动，翻身时应妥善固定各引流管，防止滑脱，不宜过

早下床活动。

3. 暂禁食、禁饮,待肛门排气、拔出胃管后方可进食。

4. 术后疼痛可告知医师适当使用止痛药物。

5. 吸氧及心电监护是术后病情需要,不可自行停止。

6. 术后避免剧烈咳嗽及用力排便等引起腹内压增高的因素。

7. 护士会经常巡视观察病情,若感觉不适或液体输完等请按呼唤铃。

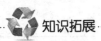 **知识拓展**

无张力疝修补术

　　无张力疝修补术(tension-free hernioplasty)概念是美国医师Lichtenstein首先于1986年提出的。这种修补以人工生物材料作为补片用以加强腹股沟管的后壁,此法克服了传统手术(即不用补片的缝合修补法)对正常组织解剖结构的干扰,层次分明,而且修补后周围组织无张力,故命名为"无张力疝修补术"。

　　目前常用的有平片式无张力疝修补和疝环充填式无张力疝修补术。

情景4　出院护理

　　患者术后7天,恢复良好,进食可,无恶心呕吐,无腹痛腹胀,切口愈合好,已拆线,导尿管通畅,尿色清,大便正常,医嘱今日出院。

　　问题7　作为责任护士,如何对该患者进行出院指导?

1. 告知出院手续办理程序。

2. 指导预防或治疗引起腹内压增高的各种因素,如咳嗽、便秘等。

3. 多食新鲜蔬菜水果,保持大便通畅。

4. 注意保持伤口干燥清洁。

5. 注意休息,根据患者体力适当运动。

6. 保持导尿管引流通畅及会阴清洁,泌尿外科门诊随诊,一周后回院拔除导尿管。

7. 征求住院期间意见及建议,进一步提高护理质量。

（王　珊）

【思考与练习】

1. 腹外疝的病因及病理组成有哪些?

2. 腹外疝的常见临床类型有哪些?

任务二　腹部损伤患者护理

　　患者,男性,48岁,高中学历,公司职员。因车祸伤1小时余来我院急诊,以"腹部闭合伤,脾破裂?"收住入院。

　　查体: T 37.2℃, P 86次/分, R 22次/分, BP 118/78mmHg。神志清,精神软,贫血貌,双侧瞳孔等大等圆,对光反应敏感,腹软,左上腹部可及压痛,无明显反跳痛,胸部、腹部皮肤多处软组织挫伤,四肢活动可。患者既往体健。

辅助检查:

血常规示: WBC 11.3×10^9/L、N 92%、Hgb 92g/L、RBC 3.0×10^{12}/L,血生化、尿常规等未见明显异常。

B超示:盆腹腔积液,脾周可见深约0.6cm液性暗区。

腹部CT示:脾增大,形态不规则,见大片状不均质影,边界不清。脾破裂?

医疗诊断:

1. 腹部闭合伤

2. 脾破裂?

3. 全身软组织挫伤

情景1　入　院　护　理

患者由急诊室护士及家属陪同平车送入病房。

问题1　作为责任护士,你如何接待患者? 对该患者入院宣教的重点是什么?

1. 立即接待患者并通知医师。

2. 快速安置患者至病床,测量生命体征并记录,与急诊室护士做好交班(门诊检查、用药等)。

3. 遵医嘱吸氧、心电监护、用药。

4. 做好入院护理记录。

5. 入院宣教重点:告知患者及家属必须绝对卧床休息,避免下床活动、用力咳嗽、用力排便等,感觉腹痛加剧或头晕等不适及时呼叫。

问题2　患者目前首优的护理问题是什么? 针对该问题,需采取哪些护理措施?

1. 该患者首优的护理问题是:

潜在并发症:出血　与车祸致脾下血肿形成有关。

2. 护理措施

(1)严密监测生命体征、尿量,有条件者监测CVP。

(2)观察腹部体征及伴随症状,若腹痛加剧请及时告知医师。

(3)给予静脉留置,保持静脉通路开放。

(4)合理安置体位,避免下床、过度翻身活动、用力咳嗽、用力排便等。

(5)告知患者疼痛不给予止痛药的原因,取得患者理解和配合。

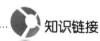 **知识链接**

腹部损伤的鉴别

实质性脏器破裂:如肝、脾、胰、肾等,主要表现为内出血。患者可出现休克表现,腹膜刺激征不明显,但当伴有胆汁或胰液溢入腹腔时可出现腹膜刺激征,出血量大时可有移动性浊音。血常规检查红细胞、血红蛋白可下降;胰腺损伤者血、尿淀粉酶可升高;出现血尿提示泌尿系损伤。B超、CT检查可见腹腔积液。腹腔穿刺可抽出不凝血。

空腔脏器破裂:如胃、肠、胆囊、膀胱等,主要表现为急性腹膜炎。患者有剧烈腹痛、恶心、呕吐、便血、呕血等,肠鸣音减弱或消失,胃肠破裂时肝浊音界缩小,会因全身中毒导致感染性休克。血常规白细胞计数可明显升高;腹部立位平片可见膈下游离气体及肠胀气、气液平;腹腔穿刺可抽出食物残渣或粪性物。

情景2 术前护理

入院2小时后,患者在家属的协助下翻身,突感左腹疼痛加剧,测血压下降,呼之不应。

问题3 该患者可能出现了何种情况? 作为当班护士,如何评估该病情患者?

该患者可能出现了活动后脾包膜下血肿破裂大出血。

1. 快速评估患者生命体征,监测结果为: HR 118次/分, R 24次/分, BP 88/48mmHg。
2. 评估患者神志、尿量、肢端温度。
3. 若患者清醒,评估腹痛程度,有无压痛、反跳痛,压痛的部位,评估腹痛的伴随症状如腹胀、肌紧张、有无移动性浊音等。
4. 评估静脉通路通畅情况。
5. 评估患者及家属的心理动态。

问题4 需要立即采取哪些护理措施?

原则: 在抗休克、监护同时积极做急诊术前准备。

1. 立即建立两条以上静脉通路(必要时一路输血、一路输液)。
2. 禁食、禁饮,留置胃管、导尿管。
3. 送检急诊血常规、凝血酶原时间、继续备血。
4. 更换手术衣裤。
5. 通知电梯及手术室,带便携式心电监护及氧气小钢瓶由医师、护士护送入手术室,途中做好监护。

情景3 术后护理

患者在全麻下行脾切除术后返回病房,带右侧颈内静脉置管(置入18cm)、PCA镇痛泵、胃管、脾窝引流管、导尿管各一根。

问题5 作为当班护士,如何接待该患者?

1. 安置体位,患者完全清醒前去枕平卧头偏向一侧。
2. 予双鼻氧管3L/min吸氧,心电监护,测量T、P、R、BP,与麻醉师做好交接。
3. 接胃管、脾窝引流管、导尿管,妥善固定引流管,保持各引流通畅。
4. 保持颈内静脉输液通畅,监测CVP、尿量,遵医嘱予抗感染、止血、补液等治疗。
5. 禁食、禁饮,做好口腔护理、会阴护理等基础护理及生活护理。
6. 与家属告知PCA镇痛泵使用及术后注意事项。

问题6 针对患者目前首优的护理问题 "体液不足",需采取哪些护理措施?

1. 评估体液不足的程度。
2. 评估皮肤弹性、口唇干燥程度。
3. 保持静脉输液通畅,观察记录出入量。
4. 严密监测生命体征、CVP、尿量等。
5. 观察记录各引流管引流液的量、颜色、性状。
6. 实验室动态监测,包括红细胞比积、电解质等。

问题7 患者术后舒适的改变,如何护理?

1. 评估患者疼痛及不适的程度。
2. 合理安置患者体位,术后6小时病情允许后可取半卧位。

3. 给予腹带固定。

4. 指导正确的咳嗽、咳痰方法。

5. 妥善固定各引流管,防止翻身时引流管牵拉引起疼痛不适。

6. 做好口腔护理及鼻腔护理,待肛门排气或据病情可提前拔出胃管。

7. 做好会阴护理,术后3~7天可拔出导尿管,待脾窝引流管无血性液流出、无发热等即可拔除。

8. 术后疼痛属正常反应,难以忍受时可告知医师适当使用止痛药物,保证睡眠。

9. 指导患者正确使用PCA镇痛泵。

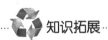 **知识拓展**

> **PCA镇痛泵**
>
> 　　自控镇痛(PCA)是一种镇痛新技术,目前在临床已广泛应用。主要有静脉和硬膜外置管两种途径。
>
> 　　患者自控镇痛(patient-controlled intravenous analgesia, PCIA)是指患者感觉疼痛时按压PCA泵中的启动键(bolus)通过由计算机控制的微量泵向体内静脉注射设定剂量的药物,其特点是在医生设置的范围内,患者自己按需调控注射止痛药的时机和剂量达到不同时刻、不同疼痛强度下的镇痛要求。

情景4　术后并发症护理

　　患者术后恢复期,进食稀饭面条,无不适,腹部软,3天前已拔除脾窝引流管,今切口拆线,切口愈合佳,无咳嗽、咳痰,大小便正常。近4天体温38~39℃。复查血常规示: WBC 14.3×10^9/L、N 92%、Hgb 94g/L、PLT 636×10^9/L。B超: 腹腔无明显积液。

问题8　患者近几天的体温过高,你考虑可能是什么原因? 可采取哪些护理措施?

该患者出现了脾切除术后脾热。

[护理措施]

1. 评估发热的程度。

2. 配合各项检查排除由于感染等原因引起的发热。

3. 严密监测体温的变化及伴随症状。

4. 做好高热的对症护理,若物理降温无效,体温大于38.5℃可采取药物降温,如双氯芬酸钠栓塞肛、复方氨林巴比妥注射液(安痛定)肌注等。

5. 出汗多者,嘱多饮水,及时更换衣裤、床单,避免受凉。

6. 送检血常规、电解质等化验。

7. 遵医嘱使用给予维生素、抗生素抗感染、补液治疗。

8. 心理护理,告知患者发热的原因,消除其焦虑心理,取得配合。

问题9　患者术后血常规示血小板636×10^9/L,你考虑该患者目前应防止出现何种并发症? 采取哪些护理措施?

该患者目前应重点防止静脉血栓形成。

[护理措施]

1. 汇报主管医师。
2. 遵医嘱口服阿司匹林或双嘧达莫(潘生丁)等药物(不能进食者可从胃管注入)。
3. 嘱患者可床上多翻身、按摩,病情允许可下床活动。
4. 多饮水。
5. 每天监测血常规。
6. 告知患者此为脾切除后必然,可以用药物加以控制,请勿过度担忧。

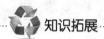 **知识拓展**

脾　　热

切脾后2~3周患者发热,一般为中度发热,高热少见,经全面检查未见发热的直接原因,对于此类原因不明者,称之为"脾热",在临床上并不少见。

对其发生机制至今尚无合理的解释,但据观察发现,手术越复杂,操作时间越长,损伤越重者,发生几率明显增多,温度也偏高,病程也相应延长。除发热外患者可表现为周身不适,精神萎靡等,但都不具有特异性。诊断脾热一定要经过系统的全身检查,排除其他系统、器官疾病以及与脾切除有关并发症,如胰尾损伤、脾静脉血栓形成、腹腔内积液感染等致发热的可能,诊断方可确立。

（王　珊）

【思考与练习】

1. 腹部损伤患者的院外急救措施有哪些?
2. 在诊断性腹腔穿刺中护士如做好何配合工作? 穿刺结果有什么意义?

任务三　消化性溃疡患者护理

患者,陈某,男性,42岁,从事推销工作。"呕血伴黑便1天"入院。

患者昨天早晨起床后无诱因下排便两次,大便糊状,呈柏油样,约500g,伴上腹部隐痛,未加重视。中午12时左右和朋友聚餐饮白酒后,上腹部疼痛加剧,而后呕吐3次,共吐出咖啡色液体约700ml,有少量胃内容物,自觉胸闷、气闭、心慌、出冷汗、口干、乏力,来院急诊。

体格检查: T 36.5℃, P 120次/分, R 25次/分, BP 92/50mmHg, SpO$_2$ 97%。面色苍白,静脉充盈度不佳,四肢皮肤较冷。腹平软,上腹正中部位轻压痛,肝脾肋下未及,肠鸣音正常,双下肢无水肿。

患者既往有胃溃疡病史5年,幽门螺杆菌(HP)阳性。由于工作关系,一直未予正规治疗。近2周来不适症状加重,多为餐后1小时左右出现中上腹疼痛,经1~2小时后缓解,至下次进餐时疼痛再次出现,伴有反酸、嗳气、恶心、呕吐。发病前几天工作压力大,饮食特别不规律。否认有高血压、糖尿病等慢性病史,否认肝炎、肺结核病史。

辅助检查:

实验室检查: RBC 3.5×10^{12}/, Hgb 68g/L, Hct 32%, PLT 115×10^{9}/L。

尿常规正常。

大便常规：褐色，稀，隐血试验（+++）。

腹部B超提示肝、胆、胰、脾未见异常。

入院诊断：胃溃疡合并上消化道大出血，失血性休克。

 知识链接

消化性溃疡

消化性溃疡主要指发生在胃和十二指肠的慢性溃疡，亦可发生于食管下段、胃空肠吻合口周围及含有异位胃粘膜的美克尔（MECKEL）憩室。这些溃疡的形成与胃酸和胃蛋白酶的消化作用有关，故称消化性溃疡。近年研究发现溃疡的形成与幽门螺旋杆菌的存在有关。本病绝大多数（95%以上）位于胃和十二指肠，故又称胃十二指肠溃疡。

典型消化性溃疡疼痛的特点是慢性、周期性、节律性。胃溃疡疼痛多在餐后半小时出现，持续1~2小时，逐渐消失，直至下次进餐后重复上述规律。十二指肠溃疡疼痛多在餐后3~4小时出现，持续至下次进餐，表现为疼痛-进食-缓解，饥饿感和夜间痛是十二指肠溃疡特征性症状。胃溃疡疼痛多位于剑突下正中或偏左，十二指肠溃疡位于上腹正中偏右。十二指肠溃疡较胃溃疡多见，两者均好发于男性。十二指肠溃疡多见于青壮年，而胃溃疡多见于中老年。

情景1 急救护理

患者12：35由救护车送来我院急诊室。

问题1 作为急诊科护士你应该如何进行快速分诊和配合急救护理？

1. 与"120"医生做好交接，接收患者。

2. 安置患者中凹卧位。

3. 快速评估症状、体征和健康史，正确分诊，分诊依据。

（1）早晨解黑便两次，呈柏油样，中午呕吐3次，为咖啡色胃内容物。

（2）BP 92/50mmHg，面色苍白，静脉充盈度较差，四肢皮肤较冷。隐血试验（+++）。腹部B超提示肝、胆、胰、脾未见异常。

（3）既往有胃溃疡病史5年，幽门螺杆菌（HP）阳性。饮酒史10年，每日饮白酒200g左右，吸烟史20年，喜喝咖啡。该患者考虑胃溃疡并发大出血，立即通知专科医生。

4. 快速建立静脉通道，给予颈内静脉置管，遵医嘱输入羟乙基淀粉氯化钠（万汶）、同时使用凝血素酶（立止血）止血、奥美拉唑（洛赛克）、注射用生长抑素、醋酸奥曲肽等治疗。

5. 双鼻导管吸氧，氧流量3L/min。

6. 立即抽血查血型备血。

7. 注意保暖。

8. 观察病情，监测生命体征并做好记录，根据患者病情调整监测间隔时间。注意神志的变化，有无周围循环障碍症状，如头晕、心悸、口渴和晕厥等。了解呕血和黑便情况，观察有无便意及肠蠕动亢进等便血先兆。

9. 告知患者及家属患者需卧床休息，禁食的方法和原因，取得配合。

10. 遵医嘱放置胃肠减压，胃管内注入200ml含8mg去甲肾上腺素的冰生理盐水，每4小时一次,做好胃肠减压管护理。

患者本次发病后情绪紧张,担心出血不能控制,不能入睡,易惊醒,每天仅能入睡4小时左右。

问题2 针对该情况,作为急诊科护士你应该如何对患者进行护理?

1.关心和安慰患者,倾听患者主诉。

2.告诉患者胃溃疡的发病与精神因素关系非常密切。

3.在做任何操作之前和患者做好解释。

4.尽量不要在患者睡觉时进行各项操作如:抽血、监测血压等。

5.如条件允许可以安排安静的房间。

6.教会患者做深呼吸放松运动,每次5~10分钟,指导患者进行深而慢有规律的呼吸。

7.及时除去呕吐物和血便,以免对患者产生不良刺激。

8.必要时遵医嘱给予镇静药物。

情景2　急诊胃镜检查护理

患者入院用药后,一直有黑便,接到医嘱对该患者行急诊胃镜检查,在内镜下止血。

问题3 如何做好急诊胃镜检查护理?

1.告知患者及家属急诊胃镜的目的、意义及医生的操作技术,消除他们的紧张和恐惧。

2.急诊查血常规,监测生命体征,要求患者血压>90/60mmHg,心率<110次/分、血红蛋白>60g/L后方可进行检查。

3.检查前在胃管内注入冰去甲肾上腺素盐水洗胃,使检查视野清晰,容易发现出血灶。

4.准备好常用的药物:凝血酶、硬化剂(鱼肝油酸钠)。

5.检查床旁准备好抢救车,以便抢救。

6.术中及时吸出口腔内血液及分泌物,保持呼吸道通畅,防止误吸引起呛咳及窒息。同时配合医生做好各项止血治疗措施。

7.术后继续给予心电监护,密切观察患者生命体征和精神状态。注意有无呕吐,呕吐时观察呕吐物的颜色、量、性状,同时观察大便的颜色、量、性状,尽早发现再出血。

8.术后卧床休息1~3天,床上使用便器,以避免用力排便、过度弯腰等增加腹内压的动作,以后逐渐增加活动量。

9.术后禁食,无呕血者术后24小时后可进食温凉、清淡流质饮食。

10.遵医嘱应用抑酸剂、生长抑素类药物,同时根据检查结果积极治疗原发病。

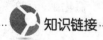 知识链接

常规胃镜检查的术前准备

向患者说明检查的目的及术中的配合,取得合作并签署知情同意书。患者术前禁食、禁饮水至少8小时。有胃潴留的先胃肠减压或洗胃。吸烟患者最好检查当天禁烟,以减少胃液的分泌。钡剂检查患者最好间隔3天以上,以免影响检查结果。询问病史,了解各项检查结果。咽喉部采用口服麻醉剂(盐酸利多卡因胶浆)。如有特殊情况,术前15分钟给予10mg地西泮(安定)肌注。

情景3 术后护理

患者收住普外科,当天晚上8点再次呕血400ml,便血1000ml。于晚上12点在全麻下行胃大部切除毕Ⅱ式吻合术。

问题4 作为责任护士,如何做好术后护理?

1. 全麻未清醒时,患者取平卧位,头偏向一侧,以防呕吐物误吸入气管而引起窒息,清醒后血压平稳者可给予半卧位。

2. 根据病情定时监测血压、脉搏、呼吸,直至血压平稳。

3. 连接胃管和吸引器,定时检查吸引情况,保持胃管通畅,密切观察胃管内引流液的颜色、性状、量并做好详细记录。告知患者保留胃管的重要性,不可随意拔管,并做好基础护理,防止胃管扭曲、阻塞或者滑脱。排气和排便恢复后,停止胃肠减压。

4. 遵医嘱应用抗感染、补液、止血等治疗,维持水、电解质平衡,保护好穿刺的血管。保证液体按时、按量补进,保证患者营养摄入,详细记录24小时出入液体量。患者禁食期间做好口腔护理。

5. 鼓励患者术后早期活动,早期活动可促进肠蠕动,促进呼吸和血液循环,减少术后并发症的发生。密切观察切口敷料是否清洁干燥,切口部位有无红肿,有无渗液渗血,按时换药,保持切口清洁,促进切口早日愈合。

6. 胃大部切除术后饮食控制相当重要,控制不当可致严重的并发症,甚至危及生命。术后饮食应视肠道功能恢复情况而定,先禁食,待患者肠蠕动恢复排气、排便可拔除胃管,拔除胃管后第2天可进食清流质饮食,给予水50~80ml,每日6次;第3天进全流质饮食,如100~150ml,选择避免胀气的米汤、藕粉、菜汤。如无不良反应,术后1周可试用半流质饮食,宜少食多餐,2~3周后可进普食,以易消化高营养食物为宜,忌生冷、刺激性食物。保持心情舒畅,安排好生活起居,会加速患者的早日康复。

7. 做好心理护理,使患者增强信心,利于早日恢复健康。

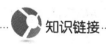 **知识链接**

消化道出血量判断

消化道出血量估计:①成人每天出血量大于5~10ml,粪便隐血试验阳性。②每天出血量50~100ml可引起黑便。③胃内积血250~300ml可引起呕血。④一次出血量超过400~500ml,可出现全身症状,如头昏、心悸、出冷汗、乏力等。⑤短期内出血量超过1000ml或患者全血量的20%,可出现周围循环衰竭症状,如心率增快、血压下降等。

情景4 并发症护理

现生命体征平稳,伤口无渗血,伤口疼痛评分2分(10分评分法),胃肠蠕动恢复,术后第5天中午,患者进食糖水15分钟后出现心悸、心动过速、出汗、全身乏力、面色苍白和头晕等,考虑发生了倾倒综合征。

问题5 针对该患者发生的并发症,如何护理?

1. 做好心理护理,告知这是由于吻合口过大,食物排空过快,高渗食物迅速进入空肠,吸入大量细胞外液和刺激腹腔神经丛所致,多数患者半年到1年内症状可自行减轻或消失,以减轻心理负担。

2. 指导患者少量多餐,给予高蛋白、高脂肪、低碳水化合物的饮食: 如主食小麦、玉米、大麦、燕麦; 鲜鱼、瘦肉、羊肉、肥鹅等。

3. 避免进过甜、过咸、过浓的食物,多进干食少进汤。

4. 进食后平卧20~30分钟。

5. 餐前半小时根据医嘱服阿托品或普鲁苯辛以减慢肠蠕动。

6. 餐前半小时服达美康或美比达或注射胰岛素,以缩短高血糖症的持续时间。

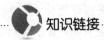 **知识链接**

消化性溃疡常用手术方式

1. **胃大部切除术** 是治疗胃十二指肠溃疡的首选术式。传统胃大部切除术的范围是胃远端2/3~3/4,包括部分胃体、胃窦部、幽门和十二指肠球部的近胃部分,现在主张尽可能保留更多的胃,以保存胃的功能。

胃大部切除术的消化道重建式式包括: 毕Ⅰ式胃大部切除术、毕Ⅱ式胃大部切除术、胃大部切除后胃空肠Roux-en-Y吻合术。

2. **迷走神经切断术** 迷走神经切断术能消除神经性胃酸分泌并减少体液性胃酸分泌,从而成为治疗十二指肠溃疡的另一类术式。

问题6 该患者术后为何要早起下床活动? 应如何指导?

1. 告知患者及家属早起活动的好处。术后早起下床活可有利于肺扩张,预防肺部并发症; 促进血液循环,防止下肢静脉血栓; 促进肠蠕动,防止腹胀和肠粘连。

2. 告知患者及家属早起活动必要性,以取得配合。

3. 鼓励患者术后第1天就开始在床上运动,做四肢活动,或自行左右侧身,每2~4小时1次,术后2天床上坐起,术后3天可在护士的协助下床边活动,第4天开始离床活动,以后可逐渐增加活动量。

4. 活动时应循序渐进,观察患者的面色,听取主诉、注意扶持患者,防止跌倒。

 知识链接

胃大部切除术后并发症

1. **胃出血** 胃大部切除术后,一般在24小时以内。

2. **十二指肠残端破裂** 这是胃大部切除术毕罗Ⅱ式中最严重的并发症,死亡率达10%~15%。

3. **胃肠吻合口破裂或瘘** 多发生在术后5~7天,如在术后1~2天内发生,则表示术中没有缝合好,一般来说,大多由缝合不当,吻合口张力过大,局部组织水肿或低蛋白血症等原因所致组织愈合不良。

4. **胃大部切除术后的梗阻** ①吻合口梗阻; ②输入空肠袢梗阻; ③输出空肠袢梗阻。

5. **胃大部切除术后倾倒综合征** 分为: ①早期倾倒综合征,表现为进食后上腹胀闷、心悸、出汗、头晕、呕吐及肠鸣腹泻等。患者面色苍白,脉搏加速、血压稍高。②晚期倾倒综合征。

6. **其他** 碱性反流性胃炎、营养障碍引起消瘦、贫血。

情景5 出院护理

该患者病情稳定,于手术后第10天,缝线拆除后准备出院。

问题7 作为责任护士如何进行出院指导?

1. 心理方面 胃溃疡是典型的心身疾病,心理因素也是发病的原因之一。因此应让患者了解生活方式对疾病的影响,合理安排生活和工作节奏,注意劳逸结合;避免压力过重、精神紧张及过度劳累;鼓励患者学会自我调节情绪,避免引起溃疡的因素。

2. 建立良好的饮食习惯 告知并强调喝酒、抽烟对其疾病的危害性。少食腌熏煎炸食物,避免过冷、烫、辛辣刺激食物以及浓茶、咖啡等饮料,避免暴饮暴食。

3. 与患者讨论并计划其治疗饮食方案,宜少量多餐,进食高蛋白质、低脂、高维生素和富含纤维素饮食。注意增加钙的摄入和补充维生素D,以后逐渐减餐加量恢复正常饮食。

4. 出院后要注意避免服用对胃黏膜有损伤的药物 如糖皮质激素、吲哚美辛(消炎痛)等。

5. 检查 评估幽门螺杆菌(HP)感染是否存在,必要时继续药物治疗,以根除感染。

6. 告知患者如有食欲不振、嗳气、反酸等症状时及时就诊。

 知识拓展

奥美拉唑(洛赛克)手术前后使用的目的

术前使用奥美拉唑,是希望通过该药的制酸、止血作用,控制出血,是作为保守治疗的措施之一。而术后使用是因为该患者大出血和急诊手术对身心而言均是较大的创伤,容易出现消化道的应激性溃疡,从而导致再次出血,使用奥美拉唑有预防应激性溃疡的作用。

应激性溃疡是继发于创伤、休克、烧伤和其他严重的自身病变的一种胃、十二指肠黏膜病变,病变过程可出现黏膜急性糜烂或溃疡,主要表现为消化道大出血或穿孔。

(杨晓仙)

【思考与练习】

杨先生,50岁,上腹部疼痛不适,伴有反酸、嗳气、呕吐2周入院。患者2年前因进食后出现上腹部不适,有反酸、嗳气,确诊为慢性非萎缩性胃炎。未给予重视,由于生活不规律,2周前自觉症状加重收住入院。

患者无长期食用腌制食品,无高血压、无肝炎病史。

请问:

1. 患者需进一步做哪些辅助检查?

2. 应给予哪些护理措施?

任务四 急性阑尾炎患者护理

孙先生,24岁,本科学历。因转移性右下腹疼痛4小时入院。患者4小时前无明显诱因下出现脐周疼痛,未加注意。50分钟前疼痛转移并固定于右下腹,且疼痛加剧,自觉恶心,呕吐2次,吐出胃内容物,大便2次,为稀便。病来饮食睡眠欠佳。

2年前曾经因"急性阑尾炎"入院,经保守治疗7天出院。

入院检查: T 38.8℃, P 92次/分, R 20次/分, BP 120/72mmHg。发育正常,营养中等,神志清楚,痛苦貌,心肺(-),腹部平坦,叩诊无移动性浊音,肠鸣音4次/分,右下腹压痛、反跳痛、肌紧张,其他部位轻压痛,未及包块。

辅助检查:

血常规: WBC 16.7×10^9/L, N 85%, RBC 4.5×10^{12}/L, Hgb 10.8g/L。

B超: 阑尾粗大,阑尾腔内见少量积液。

医疗诊断: 急性化脓性阑尾炎

情景1 入院护理

问题1 作为急诊护士如何接待该患者?

1. 立即给患者安置合适的体位,该患者测生命体征后血压正常,可安置半坐卧位。

2. 通知医生。

3. 测生命体征: T 38.8℃, P 92次/分, R 20次/分, BP 120/72mmHg。

4. 简单询问病情。

5. 根据病情需要立即做好急诊术前准备。

问题2 如何做好该患者的急诊术前准备?

1. 立即做必要的检查化验,如血、尿常规。

2. 开放静脉通路,根据医嘱给予抗感染治疗。

3. 患者经医生诊断为急性化脓性阑尾炎,需要急诊手术:

(1)通知患者入院后禁饮禁食。

(2)下腹部皮肤准备。

(3)抽血做血型检查,备血。

(4)药物过敏试验,根据医嘱做普鲁卡因、青霉素过敏试验。

(5)麻醉前用药。

(6)更换手术衣裤。

4. 进行必要的健康指导:

(1)简单向患者介绍疾病,解释手术的名称、手术的必要性,手术前准备的内容,需要患者配合的方面,取得患者的理解和配合。

(2)告知麻醉的方法和麻醉中的注意事项,解除患者的紧张。

(3)告知患者术前不能进食、进水,解释原因,防止术中发生意外。

(4)告知患者术中的注意事项等。

 知识链接

特殊类型的阑尾炎

特殊类型的阑尾炎有:

1. 老年人急性阑尾炎。

2. 小儿急性阑尾炎。

3. 妊娠合并急性阑尾炎。

这三种特殊类型的阑尾炎发生后并发症比较多见,预后较差,确诊后要尽早手术治疗。

情景2 术后护理

该患者经过急诊术前准备,送手术室行阑尾切除手术,术后带腹腔引流管回病房。

问题3　术后如何观察患者病情?

1. 观察患者的神志、面色,定时测生命体征,发现异常及时报告医生,并根据异常的原因,采取适当的护理措施。

2. 保持患者伤口清洁干燥,必要时换药,注意观察伤口情况,24小时内密切注意切口内有无渗血,3~5天内观察有无切口感染的发生。

3. 观察患者排尿、排气、排便情况,有无排尿、排便异常等腹腔脓肿的表现。

4. 观察引流液的量、颜色、性状,并做好记录。

5. 患者术后有无腹胀、切口疼痛、外科热、恶心呕吐、尿潴留、呃逆等术后不适。

6. 观察患者有无切口感染、肺部感染、切口裂开、血栓性静脉炎等并发症发生。

问题4　术后如何指导患者的饮食、活动?

1. 该患者急性阑尾炎合并腹膜炎,术后不能早期进食,要等肛门排气后方可进流质饮食,逐步过渡到半流质饮食、普食,早期不要进食容易产气的牛奶、豆浆等。

2. 告知早期活动的优点,取得患者的理解和配合。

3. 患者术后病情稳定后,24小时内可以在床上活动,24小时后可以离床活动,活动要循序渐进,并辅助患者的起床、翻身、离床活动,指导家属正确协助患者进行活动。

情景3　并发症观察及护理

该患者术后第五天,体温38.8℃,切口红肿、疼痛,针孔处有较多脓性分泌物流出,压痛明显。

问题5　该患者发生了什么问题? 为什么?

1. 考虑该患者发生了切口感染。

2. 原因有:

(1)该患者的伤口为污染伤口。

(2)手术后第五天体温38.8℃。

(3)切口出现了红肿、疼痛、压痛等感染的表现,切口有脓性分泌物。

问题6　对该患者的伤口应如何护理?

1. 评估切口　伤口红肿、疼痛,针孔处有脓液流出,说明伤口已经感染化脓,需要进一步处理。

2. 切口拆线　因伤口化脓,所以要立即拆线。

3. 切口换药　每日对伤口进行换药,选择合适的外用药物,如呋喃西林、依沙吖啶(利凡诺尔),若脓液较多,可以选择优锁湿敷,配合物理疗法。

4. 根据细菌培养结果给予敏感抗生素。

5. 若伤口较深,待患者伤口清洁后可行二期缝合。

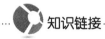 知识链接

急性阑尾炎术后常见的并发症

急性阑尾炎术后常见的并发症有切口感染、切口出血、腹腔脓肿、肠瘘等,其中最常见的是切口感染。

（方志美）

【思考与练习】

1. 为什么急性阑尾炎患者会引起门静脉炎或肝脓肿？
2. 阑尾周围脓肿患者如何做好健康指导？

任务五　急性肠梗阻患者护理

患者,张先生,50岁,大专学历。腹痛腹胀伴肛门停止排气排便2天入院。患者2天前中餐后开始出现阵发性腹部胀痛,伴恶心呕吐2次,吐出胃内容物,肛门无排气排便,5年前曾行阑尾切除手术。

体格检查: T 37.1℃, P 88次/分, R 20次/分, BP 128/76mmHg, SpO_2 97%。神志清楚,心肺(−),腹胀明显,无压痛、反跳痛、肌紧张,叩诊无移动性浊音,肠鸣音10次/分,未及包块,双下肢无水肿。

辅助检查: 血常规WBC 9.2×10^9/L, N: 85%, RBC 4.5×10^{12}/L, Hgb 11.5g/L。腹部立位平片检查: 可见多个气液平(图1-1)。

医疗诊断: 急性肠梗阻

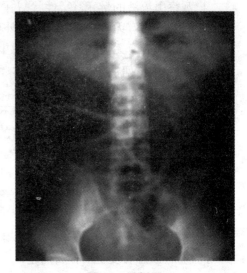

图1-1　肠梗阻

情景1　入院评估和护理

问题1　若你是责任护士,会如何接待该患者? 如何做好护理评估?

1. 积极安置患者,该患者血压平稳,予以半卧位。
2. 评估患者症状、体征和以往病史,正确分诊:
(1)5年前有阑尾手术病史。
(2)腹痛腹胀伴肛门停止排气排便2天。
(3)恶心呕吐2次。
(4)腹胀明显。
3. 护理体检　腹胀明显,无压痛、反跳痛、肌紧张,叩诊无移动性浊音,肠鸣音10次/分。
4. 腹部立位平片检查　可见多个气液平。
5. 正确留取各种标本,配合医生做好进一步检查。

 知识链接

绞窄性肠梗阻的临床表现

1. 腹痛发作急骤,开始即为持续性剧烈疼痛,呕吐出现早、剧烈而频繁。
2. 病情发展迅速,早期出现休克,抗休克治疗效果不明显。
3. 有明显的腹膜刺激征,伴发热、脉搏加快,白细胞计数增高。
4. 腹胀不对称,腹部有局部性隆起或有压痛性肿块。

5. 呕吐物、胃肠减压引出液、肛门排出物、腹腔穿刺抽出液为血性。

6. 经积极非手术治疗无明显改善。

7. 腹部平片检查可见孤立、突出胀大的肠袢,不因时间改变。

问题2　患者目前首优的护理问题是什么? 应采取哪些护理措施?

1. 该患者首优护理问题是: 疼痛　与肠蠕动增强有关。

2. 护理措施

(1)半卧位,禁食、禁饮,有利于减轻腹痛。

(2)留置胃管,胃肠减压减轻胃肠道张力,同时密切观察引流液性质和量的变化。

(3)建立静脉通路,按医嘱补液、抗感染支持治疗。

(4)诊断明确后可根据医嘱适当给予解痉治疗。

(5)进行必要的健康指导: ①简单介绍疾病,解释禁食禁饮的目的,取得患者的配合。②告知胃肠减压的作用和注意事项,解除患者的紧张。③告知患者不能应用止痛剂的原因,取得患者理解。

 知识链接

急 腹 症

1. 急腹症是以急性腹痛为主要表现,必须早期诊断和及时处理的一类腹部疾病。

2. 急腹症的原因有　①急性炎症:胃十二指肠穿孔、胆道疾病、急性胰腺炎、急性阑尾炎、急性盆腔炎;②空腔脏器梗阻:肠梗阻、尿路结石;③出血性疾病:肝脾破裂、腹腔动脉瘤破裂、异位妊娠破裂;④缺血性疾病:肠系膜动脉栓塞、肠系膜静脉血栓形成、卵巢囊肿扭转等。

3. 急腹症的分类　内科急腹症、外科急腹症、妇科急腹症。

4. 急腹症的护理　①正确评估病情,安置合适的体位,给予吸氧、保暖;②心电监护,严密监测神志、生命体征和腹部体征,根据医嘱记录出入量;③禁食,必要时胃肠减压,根据医嘱补液抗炎、输血等治疗;④配合医生完成各项化验和检查,及时判断病情变化;⑤做好急诊术前准备;⑥做好心理护理。

情景2　肠梗阻导管置入护理

该患者经过非手术治疗后,仍有腹痛腹胀,肛门无排气排便,准备在内镜下置入肠梗阻导管。

问题3　如何做好肠梗阻导管置入前准备? 置入肠梗阻导管后如何护理?

1. 置入前准备:

(1)向患者和家属解释肠梗阻导管的重要性和作用,并知情同意。

(2)与内镜室联系,告知内镜室护士患者的病情,做好相应准备。

(3)更换手术衣裤。

(4)心理评估及宣教,完成护理记录。

（5）携带肠梗阻导管、利多卡因胶浆、引流袋，护送患者入内镜室，与内镜室护士进行交接。

2. 置入后护理

（1）观察并记录肠梗阻导管置入的深度。

（2）肠梗阻导管鼻翼处不予固定，保留充足的长度让导管随着肠蠕动进入肠道。

（3）注意保持口腔清洁，做好口腔护理，及时清除口鼻腔分泌物。

（4）注意观察肠梗阻导管进入的速度和深度，记录引流液的性质和量变化以判断患者肠道功能恢复情况。

（5）密切观察患者腹部症状和体征、注意肛门排气排便情况，一旦发现肠绞窄的可能，立即报告医生，停止保守治疗，做好术前准备。

（6）拔管指征：腹痛腹胀消失、肛门有排气排便、通过肠梗阻导管造影显示肠道通畅，无积液积气，可以拔除导管。

（7）拔管方法：造影通畅后试夹管2天，进食后无腹痛腹胀，可拔除肠梗阻导管。

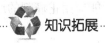 知识拓展

肠梗阻导管简介

1. 结构　是硅橡胶管，全长300cm，由导管和导丝组成，导管前端有2个气囊，有多个侧孔。

2. 适用范围　用于对肠梗阻患者进行减压、吸引及药液注入。

3. 作用　对梗阻近端肠管直接减压，有效降低梗阻近端肠管内的压力，减轻肠壁水肿，有利于肠管的血液循环，让肠道得到休息，从而改善患者全身状况，为进一步手术治疗提供肠道准备。

4. 置管　在内镜室完成，置管前充分吸出胃内容物，导管前端要通过幽门，插入到十二指肠降部，决定留置位置后，向前气囊内注入灭菌蒸馏水10~15ml，拔出导丝，继续向胃内送入导管，使其在胃内呈松弛状态，确认导管侧孔部分进入肠管内，前气囊会由于肠蠕动被送至阻塞部位，期间进行减压和吸引。

5. 造影：使用后气囊进行选择性小肠造影，先向后气囊注入30~40ml空气使扩张，防止造影剂逆流，再吸出前气囊的蒸馏水，收缩气囊，向导管内注入造影剂，观察肠道情况。

情景3 术前护理

该患者进行肠梗阻导管治疗后效果欠佳，第二天腹痛加剧、呈持续性，出现腹膜刺激征，肠梗阻导管内引流出棕褐色液体，诊断为绞窄性肠梗阻，拟全麻下急诊行肠粘连松解、小肠部分切除术。

问题4　如何为该患者做好急诊术前准备？要进行哪些术前健康指导？

1. 立即做必要的检查化验，如急诊血常规、生化、凝血功能。

2. 做好急诊术前准备

（1）腹部皮肤准备。

（2）备血。

（3）导尿。

（4）药物过敏试验。

（5）更换手术衣、取下义齿、手表等贵重物品,交给家属保管。

3. 保持静脉通畅,密切观察病情变化,严密监测生命体征,遵医嘱用药。

4. 术前健康指导:

（1）简单介绍疾病,解释急诊手术的必要性,取得患者的配合。

（2）告知麻醉的方法和麻醉中的注意事项,解除患者的紧张。

（3）告知患者术中的注意事项,需要的配合等。

5. 携带手术用品和手术交接单,护送入手术室,与手术护士进行交接。

情景4　术后护理

手术后送入病房,带回肠梗阻导管、腹腔引流管、导尿管各一根。

问题5　如何做好该患者的术后护理?

1. **安置患者体位**　全麻未清醒时去枕平卧,头偏向一侧、防止误吸,麻醉清醒后、血压平稳后改半卧位,以利腹腔引流。

2. **观察病情**　术后给予吸氧,心电监护,严密观察生命体征、CVP、尿量及腹痛、腹胀及肠蠕动恢复情况,注意腹部切口有无渗血、渗液,发现异常及时报告医生处理。

3. **引流管护理**　妥善固定,定时挤压,翻身时避免受压、扭曲、折叠,保持引流管通畅,按无菌原则更换引流装置,密切观察引流液的性状和量的变化,术后3～4天肠蠕动恢复、肛门排气后可拔除肠梗阻导管,导尿管在术后3~4天拔除,腹腔引流管在术后7~10天、无液体引出、患者进食后无腹痛腹胀时可以拔除。

4. **饮食指导**　肛门排气拔除肠梗阻导管后,根据医嘱给予流质饮食,注意有无腹痛腹胀情况,以后逐步过渡到半流质、软食,避免生冷刺激性食物。

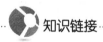 **知识链接**

肠梗阻术后并发症

1. **腹腔感染**　患者出现持续发热、腹痛腹胀,腹腔引流管引出脓性液体,同时出现腹膜炎表现,要警惕腹腔感染可能,要保持引流通畅,加强营养支持,应用有效抗生素控制感染。

2. **吻合口瘘**　吻合口瘘是肠梗阻术后最严重的并发症,患者突然出现腹痛腹胀、腹膜刺激征伴有呼吸急促、心率加快、血压下降、皮肤湿冷、发热、白细胞增高等表现,腹腔引流管引出肠内容物。要保持引流通畅,积极抗休克治疗,做好急诊术前准备。

3. **肠粘连**　手术后胃肠道处于暂时麻痹状态,加上腹腔炎症,可再次引起肠粘连,术后要早期活动,促进肠蠕动恢复,一旦出现腹痛腹胀、呕吐等,应积极采取非手术治疗,多可缓解。

5. **活动指导**　血压平稳后取半卧位,术后1天床上翻身活动,术后2天告知早期活动的重要性和活动方法,无禁忌者鼓励并协助患者早期下床活动,活动时注意观察病情,有头昏不适,及时休息,避免劳累。

6. 按医嘱给予补液、抗感染、营养支持治疗。

7. 做好基础护理,防止并发症发生,加强健康宣教,促进患者早日康复。

情景5 出院护理

该患者手术后第12天,评估患者: T 36.5℃, R 18次/分、P 82次/分、BP 128/72mmHg。神志清楚,无腹痛腹胀,引流管已拔除,切口已拆线,愈合良好,排便通畅,准备出院。

问题6 作为责任护士,如何为该患者做好出院指导?

1. 注意饮食卫生,预防肠道感染。

2. 饮食有规律,避免暴饮暴食。食物要营养丰富、易消化,少食刺激性食物,少食柿子、糯米等容易引起肠梗阻的食物,避免饭后剧烈活动。

3. 保持心情舒畅,逐渐增加活动量,每天进行适量体育锻炼。

4. 保持大便通畅,养成定时排便的习惯,出现便秘及时治疗。

5. 出现呕吐、腹痛、腹胀、停止排气排便等及时复诊。

(朱文君)

【思考与练习】

1. 肠梗阻患者非手术治疗如何护理?

2. 如何判断绞窄性肠梗阻患者的病情?

任务六 胆石症患者护理

患者,盛某,男性,31岁,大专学历。右上腹痛伴高热、眼白皮肤发黄1周入院。患者1周前无明显诱因下出现右上腹痛,呈阵发性,伴腹痛腹胀,恶心呕吐,吐出胃内容物,未见咖啡样物,呕吐后症状缓解,伴眼白发黄,小便偏黄,到当地医院就诊,考虑"胆囊多发结石、胆囊炎",给予对症治疗后症状未见好转,今日到我院门诊就诊,以"急性梗阻性化脓性胆管炎、胆总管结石、胆囊多发结石伴胆囊炎"收住入院。

入院检查: T 39.0℃, HR 110次/分, BP 85/50mmHg,心肺(－),皮肤巩膜黄染,右上腹压痛、反跳痛、肌紧张,全腹未及包块,移动性浊音(－),肠鸣音2次/分。

辅助检查:

血常规: WBC 11.7×10^9/L, N 92%。

生化检查: 直接胆红素: 26.9 μmol/L; 间接胆红素: 17.5 μmol/L; 总胆红素: 44.4 μmol/L; 谷草转氨酶: 187U/L; 谷丙转氨酶: 392U/L。

上腹部MRI+MRCP: 胆囊炎,胆囊多发结石,胆总管下端结石伴胆总管扩张。

医疗诊断:

1. 急性梗阻性化脓性胆管炎

2. 胆总管结石

3. 胆囊多发结石伴胆囊炎

情景1 AOSC的护理

患者入院时T 39.0℃, HR 110次/分, BP 85/50mmHg,皮肤巩膜黄染,右上腹压痛、反跳痛、肌紧张。

问题1　如果你是责任护士,如何配合医生对入院患者进行紧急处理?

1. 抗休克治疗,补液扩容,维持水电解质酸碱平衡,必要时血管活性药物治疗。
2. 遵医嘱使用有效的抗生素抗感染治疗。
3. 嘱患者禁食,给予持续胃肠减压。
4. 遵医嘱给予解禁止痛剂,观察用药的效果和反应。
5. 吸氧、降温、支持治疗。
6. 配合医生做引流　如PTCD、ENAD。

问题2　何谓PTC? 行PTC检查前应做好哪些准备?

1. 经皮肝穿刺胆管造影(PTC)　是在X线透视下或B超引导下,用特制穿刺针经皮肤穿入肝胆管,再将造影剂直接注入胆道使整个胆道系统迅速显影的一种顺行性胆道造影方法。
2. 检查前准备

(1)凝血功能检查: 包括凝血酶原时间及血小板计数。
(2)检查前向患者说明检查的目的,消除紧张心情。
(3)PTC检查前3天应用抗生素预防感染,检查前3天静脉或肌内注射维生素K预防出血。
(4)检查前做碘过敏试验。
(5)造影日晨禁食禁饮。

问题3　PTC检查后如何进行护理?

1. 检查后平卧4~6小时,每小时检测血压、脉搏一次直至平稳。
2. 观察腹部体征,注意有无胆汁渗漏引起胆汁性腹膜炎及胆管炎的发生,穿刺点有无出血。
3. 如有置管引流者应维持有效引流,妥善固定引流管,注意观察引流液的量、颜色、性状。
4. 遵医嘱应用抗生素及止血药。

 知识链接

急性梗阻性化脓性胆管炎

急性梗阻性化脓性胆管炎(AOSC)又称急性重症胆管炎(ACST),是在胆道梗阻基础上并发的急性化脓性细菌感染,急性胆管炎和急性梗阻性化脓性胆管炎是同一疾病的不同发展阶段。是由于胆管梗阻和细菌感染,胆管内压升高,肝脏胆血屏障受损,大量细菌和毒素进入血液循环,造成以肝胆系统病损为主,合并多器官损害的全身严重感染性疾病,是急性胆管炎的严重形式。及时手术解除梗阻并引流,尽早而有效降低胆管内压力,积极控制感染是治疗本病的重要措施。

临床表现为Reynolds五联症:腹痛、寒战高热、黄疸、休克、中枢神经受抑制的表现。

情景2　术 前 护 理

患者经过治疗后第二天病情稳定,接到医嘱,患者拟行胆囊切除+胆道探查术。

问题4　作为责任护士,如何做术前准备?

1. 完善各项检查。
2. 胃肠道准备,入院后禁饮、禁食。

3. 皮肤准备。

4. 药物过敏试验。

5. 备血。

6. 更换手术衣裤。

7. 麻醉前用药。

问题5 如何进行术前健康宣教?

1. 简单介绍手术的名称、手术的必要性,各种术前准备的目的及配合。

2. 讲解麻醉的方式、麻醉后可能发生的反应及注意事项,解除患者紧张的心理。

3. 介绍术后可能留置的各类引流管及其目的和意义。

4. 告知术前禁饮、禁食的目的。

 知识链接

胆道蛔虫病

胆道蛔虫病是肠道蛔虫上行钻入胆道所引起的一系列临床症状,是常见的外科急腹症之一。是一种常见的胆道寄生虫病,约占胆道疾病的8%~12%,可发病于任何年龄,以儿童青年多见,无性别差异,农村多见。处理不当,可引起多种并发症,危害极大,也是原发性胆管结石的原因之一。

临床表现:表现为突发性剑突下或腹部钻顶样剧烈疼痛,常伴有恶心、呕吐,呕吐物中有时可见蛔虫,间歇期无体征。

非手术治疗:解痉止痛,利胆驱虫,控制感染,ERCP下取虫。

手术治疗:采用胆总管切开、探查、取虫及T管引流术。

情景3 术后护理

患者在全麻下行胆囊切除+胆总管切开取石+T管引流术,术后由麻醉师陪同回病房,术后留置胃管、静脉止痛泵、腹腔引流管、T管、导尿管。

问题6 作为责任护士,你该如何接待该术后患者?

1. 评估患者生命体征、皮肤完整性。与麻醉师做好交接。

2. 安置患者的体位 根据麻醉方式、术式安置患者的体位。

3. 病情观察和记录 定时测量生命体征,观察患者神志、面色、腹部体征、切口敷料、尿量等。

4. 营养支持 术后禁食患者,通过胃肠外途径补充热量、氨基酸、维生素、电解质。

5. 引流管护理 观察引流液的颜色、性质、量,定时更换引流袋。

6. 术后疼痛护理 应用止痛泵,使患者有充分的休息,观察止痛泵的效果和可能发生的不良反应。

7. 指导患者早期下床活动。

8. 做好口腔、会阴护理。

9. 做好安全管理 防止坠床、跌倒、意外拔管。

问题7 如何做好T管护理?

1. 妥善固定T管。

2. 保持引流通畅　避免折叠、扭曲及受压,定时挤压引流管。预防胆汁逆流,引起感染。

3. 每日更换引流袋。

4. 观察引流情况　术后24小时引流量约300~500ml,恢复饮食后每日可有600~700ml,以后逐渐减少至每日200ml左右。术后1~2天胆汁颜色可呈淡黄色混浊状,以后逐渐加深、清亮。若胆汁突然减少甚至无胆汁,提示引流管堵塞或肝功能衰竭;若引流胆汁量过多,常提示胆管下端梗阻。

问题8　患者T管何时拔除?

1. T管引流通畅,颜色清澈,没有沉淀及絮状物。

2. T管造影后胆道通畅。

3. 患者体温正常,无腹痛腹胀、皮肤无黄疸、大便正常。

4. T管放置1.5~2个月后窦道形成可考虑拔管。

情景4　出院护理

患者术后第15天,病情好转,T 36.8℃,R 19次/分,HR 78次/分。神志清,精神好,皮肤巩膜无黄染,腹软,切口已拆线,愈合好。T管造影通畅,现已夹管,无腹痛腹胀,大便通畅,室内活动自如,准备出院。

问题9　如何为该患者做好出院宣教?

1. 低脂、低胆固醇食物,避免油腻、高胆固醇、油炸、刺激性食物,如动物内脏、家禽皮、蛋黄、鱼子、无鳞水产品等。

2. 戒烟、戒酒,不饮浓茶、咖啡,多饮水。

3. 引流管自我护理　保持T管在位,避免脱出,保持管周敷料干燥。穿棉质宽松衣服,洗澡时注意保护好引流管,预防感染。

4. 注意休息,劳逸结合。

5. 按时回院更换引流管口敷料及拔管,如有腹部不适、皮肤瘙痒、发热等应及时回院就诊。

(刘沁芳)

【思考与练习】

1. 胆石形成的原因有哪些?针对原因如何做好预防?

2. 胆道术后有哪些常见的并发症?如何观察和护理?

任务七　直肠肛管疾病患者护理

患者,女性,28岁。2年来感肛门坠胀不适,大便表面常有血迹,颜色鲜红,出血可自行停止。近3天来上述症状加重,前天排便后又有出血,而后感觉疼痛。

患者有长期便秘史,2年前妊娠后症状加重,每次要外用开塞露后才能排便。

体检:(截石位)肛管周围花环样突起,肛门镜见3、7点处肿物明显,质软、光滑、颜色暗红,表面有溃破擦伤,表面少量分泌物,肛周肿物不能回纳。

辅助检查:阙如。

医疗诊断:混合痔(Ⅳ度)

情景1 入院评估及术前护理

患者入院准备行PPH手术治疗。

问题1 如何收集该患者的资料完成患者的病情评估?

1. 进一步询问病史,如既往治疗经过、家族史、生育史、药物过敏史等。

2. 进行体格检查 生命体征、心肺检查、腹部检查等。

3. 完善各项化验检查 如血、尿、粪化验,肝功能,胸片心肺功能检查,艾滋病、梅毒筛查等。

 知识链接

痔疮分类及内痔分度

痔疮分类: 以齿状线为界,痔疮分为内痔、外痔和混合痔。

根据病情不同,内痔又分为四度:

Ⅰ度: 有出血,无痔核脱出。

Ⅱ度: 有出血,腹内压增高时痔核脱出,可自行回纳。

Ⅲ度: 有出血,痔核脱出不能自行回纳,但可用手回纳。

Ⅳ度: 出血少,痔核不能回纳。

问题2 如何做好该患者的术前准备?

1. 首先保持患者大便的通畅,通过饮食调节、给予润肠药物,使患者排便顺畅,应用抗生素预防感染,待溃破伤口愈合后才可手术。

2. 坐浴 每天用温水坐浴,不但可以清洁肛门周围皮肤,还有利于炎症消退,减轻疼痛。

3. 告知患者和家属手术及麻醉的方式、手术前后可能出现的不适、并发症及需要患者配合的内容。

4. 做好会阴部手术的皮肤准备。

5. 备血 做好血型和血交叉试验。

6. 做好消化道准备 术前3天少渣饮食,减少大便的形成,术前8~12小时常规禁食,4~6小时常规禁饮。

7. 呼吸道准备 术前教会患者做深呼吸和有效的咳嗽,若呼吸道有炎症先控制炎症。

8. 药物过敏试验 做好青霉素和普鲁卡因过敏试验。

9. 麻醉前用药 根据需要给予麻醉前用药。

 知识拓展

PPH手术

PPH手术又称“痔上黏膜环切术”,是用一种称为“PPH吻合器”的特殊器械,将痔上方的直肠黏膜脱垂带做环形切除。

手术时先扩开肛门,于齿状线(直肠与肛管的交界线)上方约4厘米处将直肠黏膜环形缝合一圈,然后将PPH吻合器插入肛门,吻合器可将脱垂的黏膜带切除下来,整个过程只需半小时左右。由于齿状线以上的直肠黏膜受内脏神经支配,手术后患者几乎没有疼痛的感觉;又由于手术既切除了直肠黏膜脱垂带,又阻断了直肠末端动静脉的终末吻合支,消除了痔疮发生的根源,对内痔、外痔、混合痔、环状痔、严重痔脱垂、脱肛等都有着非常理想的治疗效果。具有术后见效快、恢复快、痛苦小等特点。

情景2　并发症观察及护理

患者术后5天出院。便秘未改善,还是每天使用开塞露,术后10天左右自觉肛门部疼痛,并逐渐加剧,排便时尤为明显,伴有发热,排便次数增多,无腹泻,有排便不尽感,再次来院。

问题3　如何评估该患者病情?

1. 测患者生命体征。

2. 检查患者直肠肛管情况明确原因。

3. 检查患者血常规及大小便常规。

经检查,发现患者T 38.5℃,P 96次/分,R 20次/分,BP 100/68mmHg。

肛管外观略红,触痛,直肠指检(截石位):4点处距肛缘约5cm触及一3cm×3cm肿块,质软,触痛,穿刺抽出黄色脓液。血常规检查报告: WBC 10.8×10^9/L,N 88%,RBC 5.5×10^{12}/L,Hgb 12.3g/L。

问题4　患者发生了什么情况? 为什么?

该患者考虑发生了直肠肛管周围脓肿。

手术后患者抵抗力下降,局部有伤口,加上患者反复使用开塞露可能引起局部皮肤黏膜损伤,再次引起局部组织损伤;患者的表现及穿刺结果均符合直肠肛管周围脓肿。

 知识链接

直肠肛管周围脓肿分类

直肠肛管周围脓肿常见的有肛周皮下脓肿、坐骨肛管间隙脓肿、骨盆直肠间隙脓肿三种,表浅的脓肿局部表现明显,深部的脓肿以全身表现为著。脓肿一旦成熟,应立即切开引流。

问题5　针对该患者目前的情况应该采取哪些护理措施?

1. 嘱患者注意休息,多喝水,进易消化的高能量饮食。

2. 会阴部每天坐浴热敷。

3. 应用有效抗生素。

4. 等脓肿成熟后切开引流。

5. 切开后伤口每天换药直至脓腔闭合。

情景3　并发症观察及护理

患者家庭经济困难,第二次术后次日强烈要求出院,予以自动出院。嘱患者定期回院换药及复查。

但患者因交通不便,没有遵医嘱按时换药及复查,一个月后出现局部疼痛、反复有脓液流出,无法忍受再次来院。

入院检查:(截石位)患者肛缘左侧发红,有湿疹,见抓痕及血痂,4点处距肛缘5cm见一外口,压之流出少量脓性分泌物,从该处注入亚甲蓝(美蓝),见美蓝从肛门流出。

问题6 该患者发生了什么问题?为什么?

1. 该患者发生了肛管直肠瘘。

2. 因为患者曾行直肠肛管周围脓肿切口引流,术后第二天自行出院,出院后未再进行换药,引起脓肿闭合反复溃破,导致瘘管形成。

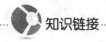 **知识链接**

肛管直肠瘘

肛管直肠瘘又称为肛瘘,是指肛管直肠与肛门周围皮肤相通的感染性管道。肛管直肠瘘主要侵犯肛管,很少涉及直肠。

肛瘘常有肛周脓肿自行溃破或切开排脓的病史,此后伤口经久不愈,成为肛瘘外口。肛瘘有原发性内口、瘘管、支管和继发性外口。一般单纯性肛瘘只有一个内口和一个外口,有一个内口与多个外口称复杂性肛瘘。

肛瘘不能自愈,必须手术治疗。手术治疗原则是将瘘管全部切开,必要时将瘘管周围瘢痕组织同时切除,使伤口自基底向上逐渐愈合。根据瘘管深浅、曲直,可选用挂线疗法、肛瘘切开或切除术。少数可行肛瘘切除后一期缝合或游离植皮。

问题7 患者入院行第三次手术,术后10天痊愈出院,如果你是责任护理,如何对该患者做好出院指导?

1. 保持大便通畅:

(1)每天早晨起床后饮用一杯温白开水,或加入少量食盐的有淡咸味的白开水,可以增加消化道水分,有利于排便。

(2)养成定时排便的习惯:每天晨起或早饭后或睡前按时排便,到时不管有无便意都要按时去厕所,养成按时排便的习惯。

(3)平时多吃含纤维素的蔬菜(韭菜、芹菜、菠菜等)和新鲜水果,适量喝水或饮用蜂蜜水,也可食用有润肺通便的大枣、芝麻和胡桃等。

(4)便秘严重者,可适量服用缓泻剂如蜂蜜、大黄等,或使用开塞露、甘油灌肠等。

2. 保持局部清洁 术后每天应行坐浴,尤其是便后坐浴不能忽视。要保证伤口清洁,加速愈合,对大的伤口应进行伤口冲洗。

3. 适当运动 体育锻炼能改善胃肠蠕动,提高腹部和会阴部肌肉肌力,从而有利于保持大便通畅。

4. 定期复查 患者出院后如果出现体温升高、局部疼痛、排便异常等问题时要及时回院复查。

(方志美)

【思考与练习】

患者,男,74岁,患者有长期便秘史,因排便时及排便后剧痛6个月入院,大便表面可见少量红色血迹,不与粪便相混。

请问:

1. 该患者可能是什么问题?

2. 该疾病有哪些典型表现?

3. 如果患者要进行直肠肛管检查,有什么要求? 需要安置什么体位?

项目二

呼吸循环系统疾病患者护理

任务一 胸部损伤患者护理

患者,男性,30岁,工人。摔伤致胸痛胸闷1小时入院。患者1小时前不慎从2楼摔下,即感胸闷胸痛,无恶心呕吐,无肢体抽搐,无腹痛腹胀,四肢活动无障碍,立即到我院就诊,胸片示:左侧第5、6、7肋骨骨折,左侧血气胸(肺压缩15%),门诊拟"左侧胸部闭合伤,左肺挫伤,左多根多处肋骨骨折、左侧血气胸"收住入院。

入院时检查:T 37℃,P 108次/分,R 22次/分,BP 128/72mmHg,SpO_2 97%。神志清楚,双侧瞳孔等大等圆,对光反应灵敏,颈软,左侧胸壁塌陷,可见反常呼吸,右肺呼吸音清,左肺呼吸音偏低,可闻及少许湿啰音,胸廓挤压征阳性,心律齐,腹平软,无压痛及反跳痛,双肾区无叩痛,四肢活动无殊。

辅助检查:

血常规:WBC 9.8×10^9/L,N 92.7%,RBC 4.07×10^{12}/L,Hgb 120g/L,PLT 149×10^9/L。

颅脑及胸部CT:左肺挫伤,少量气胸,左侧胸腔积血。左侧多发肋骨骨折、错位,左侧胸壁广泛挫伤,头颅CT平扫未见异常。

骨盆平片:未见明显移位性骨折。

肝胆胰脾及双肾B超:未见明显异常,心包未见明显积液。

医疗诊断:

1. 左侧胸部闭合伤,左肺挫伤

2. 左多根多处肋骨骨折

3. 左侧血气胸

情景1 入院护理

问题1 作为责任护士如何接待该患者?如何做好护理评估?

1. 接到急诊室电话,初步了解患者性别、年龄、疾病诊断,目前患者的病情等情况。

2. 通知医生。

3. 准备床单位,重症胸外伤患者安置在抢救室,准备气垫床。

4. 准备吸氧、吸引装置、心电监护仪,备齐一切抢救物品及药品。

5. 与急诊室送入病房的护士详细交接,做好护理记录。

6. 评估患者神志、受伤时间、部位和经过,有无昏迷、恶心、呕吐,观察尿量、尿色、四肢末梢皮温,了解接受过何种处理、有无药物过敏史;评估患者生命体征是否平稳,何种呼吸形态,有无呼吸困难或发绀;是否有咳嗽、咳痰,痰量及性状,有无咯血、咯血次数和量;有无反常呼吸运动,气管位置是否偏移,有无颈静脉怒张或皮下气肿,有无活动障碍;根据胸部X线等结果评估气胸的程度、性质以及有无胸内器官损伤;评估患者有无恐惧或焦虑,程度如何,患者和家属对损伤及其预后的认知、心理承受程度和期望及经济承受能力等。

7. 配合医生做好进一步检查。

8. 进行必要的健康指导　简单介绍疾病相关知识,指导患者卧床休息及床上活动,保持呼吸道通畅,及时咳出呼吸道分泌物等。

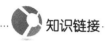

知识链接

气胸的分类及处理

1. 闭合性气胸　闭合性气胸的胸内压低于大气压,胸膜腔积气量决定伤侧肺萎陷的程度。少量气胸(肺压缩小于30%),没有呼吸困难者,无须特殊处理,一般可在1~2周内自行吸收;中量气胸(肺压缩30%~50%)可进行胸膜腔穿刺抽气;大量气胸(肺压缩大于50%)需立即行闭式胸腔引流术。

2. 开放性气胸　胸内压几乎等于大气压。处理要点是将开放性气胸立即变为闭合性气胸;可使用无菌敷料在伤员用力呼气末封盖伤口并加压包扎,然后作进一步处理,如吸氧,补充血容量,纠正休克;清创、缝合胸壁伤口并作闭式引流抗感染等。

3. 张力性气胸　胸内压高于大气压,患者表现为严重或极度呼吸困难,烦躁、意识障碍,大汗淋漓、发绀,气管明显移向健侧,颈静脉怒张,多有皮下气肿,伤侧胸廓饱满,叩诊呈鼓音,呼吸音消失。紧急处理是使用粗针头穿刺胸膜腔减压并外接单向活瓣装置。进一步用胸腔闭式引流并抗感染等处理。

问题2　目前患者首优的护理问题是什么? 应采取哪些护理措施?

1. 患者目前首优的护理问题是: 气体交换受损　与肋骨骨折导致的疼痛、胸廓运动受限、反常呼吸有关。

2. 护理措施

(1)对于反常呼吸的患者,予胸带加压包扎以减轻或消除胸壁的反常呼吸运动,促进患侧肺复张。

(2)给氧,氧流量3~5L/min。

(3)加强呼吸道护理,鼓励患者做深呼吸、咳痰,咳出呼吸道分泌物和血性痰液,必要时吸痰。

(4)雾化吸入每日2次。

(5)患者咳痰时,协助或指导其用双手按压患侧胸壁以减轻疼痛,必要时遵医嘱使用镇痛药。

(6)密切观察生命体征、神志以及有无气促、发绀、呼吸困难等情况,发现异常及时报告医生并协助处理。

情景2　血 胸 护 理

患者入院后2小时出现面色苍白、呼吸急促、脉搏细速、四肢湿冷。

问题3　从哪些方面评估该患者病情? 通过评估考虑该患者可能存在何种情况?

1. 护理评估

（1）快速评估患者生命体征: HR 132次/分, R 30次/分, BP 86/52mmHg。

（2）评估气管位置、两侧呼吸音、有无皮下气肿、有无颈静脉怒张,结果: 气管向右侧移位,左侧呼吸音减低,无皮下气肿,无颈静脉怒张。

（3）评估患者神志、尿量、肢端温湿度,结果: 患者神志清楚、尿量少、四肢湿冷。

（4）评估静脉通路通畅情况。

（5）评估患者及家属的心理动态。

2. 经过评估该患者可能存在进行性血胸。

问题4　针对该情况,作为责任护士该如何处理?

1. 安置体位　改半卧位为平卧位,准备急诊手术。

2. 立即建立两路以上静脉通路(必要时一路输血、一路输液)。

3. 禁食、禁饮,留置导尿管。

4. 送检急诊血常规、凝血酶原时间、血气分析、备皮、备血。

5. 更换手术衣裤,备好带入手术室中用物,如水封瓶等,取下义齿、手表等贵重物品,交予家属保管。

6. 通知电梯及手术室,带便携式心电监护及氧气小钢瓶由医师、护士护送入手术室,途中做好监护,并与手术室护士做好交接班。

 知识链接

<hr>

进行性血胸的临床征象

1. 脉搏逐渐增快,血压持续下降。

2. 经输血补液后血压不回升或升高后又迅速下降。

3. Hb、RBC和HCT等重复测定呈持续降低。

4. 胸腔积血的血红蛋白和红细胞计数与周围血相接近,且离体后迅速凝固。

5. 胸膜腔穿刺因血凝固抽不出血液,但X线检查显示胸膜腔阴影继续增大。

6. 胸腔闭式引流,引流量持续3小时大于200ml。

<hr>

情景3　术后护理及出院护理

患者在全麻下行剖胸探查、止血术,术后返回病房,带入胸膜腔闭式引流管、导尿管、颈内静脉置管各一根。

问题5　作为责任护士应该如何做好患者的术后护理?

1. 安置患者体位　全麻未清醒时予去枕平卧位,头偏向一侧,防止误吸,麻醉清醒、血压平稳后改半卧位,以利胸腔引流。

2. 观察病情　术后给予吸氧、心电监护,严密观察生命体征、CVP、尿量,注意胸部切口有无渗血、渗液,发现异常及时报告医生处理。

3. 胸膜腔闭式引流管护理　评估胸膜腔闭式引流管外露长度,妥善固定,定时挤压,翻身时避免受压、扭曲、折叠,保持引流管通畅。鼓励患者作咳嗽、深呼吸运动和变换体位,以利胸腔内液体、气体排出,促进肺扩张。保持管道的密闭,引流瓶长管没入水中3~4cm,并保持直立;严格无菌操作,防止逆行感染,引流瓶应低于胸壁引流口60~100cm;密切观察引流液的性状、颜色、量的变化,有无气体溢出并做好记录;一般术后引流48~72小时后,临床观察无气体溢出,或引流量明显减少且颜色变浅,24小时引流液小于50ml即可拔管。

4. 呼吸道护理 雾化吸入每日二次,加强翻身,鼓励深呼吸及有效咳嗽。

5. 饮食指导 麻醉清醒后无恶心、呕吐即可饮水,若无不适即可进食,饮食宜高蛋白、高热量、高维生素易消化食物。

6. 活动指导 血压平稳后取半卧位,告知早期活动的重要性和活动方法,无禁忌者鼓励并协助患者早期下床活动,活动时注意观察病情,若有头昏、呼吸困难等不适,及时休息,避免劳累。

7. 做好基础护理,防止并发症发生,加强健康宣教,促进患者早日康复。

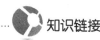 **知识链接**

胸腔闭式引流放置的位置

1. 引流气体 锁骨中线第2肋间,选用质地较软、管径为1cm的塑胶管,既能达到引流的目的,又可减少局部刺激,减轻疼痛。

2. 引流液体 腋中线和腋后线之间第6~8肋间,宜选用质地较硬、管径为1.5~2cm的硅胶管,不易折叠堵塞而利于引流通畅。

3. 脓胸 常选在脓液积聚的最低位。

情景4 出 院 护 理

患者术后第17天,评估患者:体温36.8℃,呼吸20次/min、脉搏86次/min、血压122/72mmHg。神志清楚,呼吸平稳,无咳嗽咳痰,肺复张良好,胸引管已拔除,胸痛减轻,疼痛评分1~2分,切口愈合良好,已拆线,准备出院。

问题6 患者术后第10天康复准备出院,作为责任护士,如何为该患者做好出院指导?

1. 注意休息,根据体力适当活动,避免剧烈运动及重体力劳动。

2. 合理饮食,多食高蛋白富含维生素易消化食物。

3. 保持呼吸道通畅,注意保暖,预防呼吸道感染。

4. 一个月后门诊复查,肋骨骨折者3月后复查胸片。

(章素花)

【思考与练习】

1. 如何对胸外伤患者进行院前及院内急救?

2. 胸部损伤者如何做好病情观察?

任务二 下肢静脉曲张患者护理

患者,程某,女性,59岁,小学学历。因"右下肢青筋怒张30余年,加重15天"入院。患者30余年前无明显诱因下出现右下肢青筋怒张,渐加重,初时无明显肿胀,无皮肤瘙痒,无皮肤溃烂等,未曾就医。近15天,常于劳累及久站后出现右下肢酸胀不适,伴右小腿皮肤瘙痒,略有肿胀,无皮肤溃烂。今为求进一步诊治来本院就诊,门诊拟"右下肢大隐静脉曲张"收住入院。

体格检查: T 36.1℃, P 62次/分, R 20次/分, BP 133/90mmHg, SpO$_2$ 97%。皮肤及巩膜无明显黄染,淋巴结未扪及肿大,胸部无压痛,心肺(-)。腹平软,无明显压痛反跳痛,移动性浊音阴性,肠鸣音无亢进。

专科检查: 右下肢浅静脉沿大隐静脉走向迂曲成团,如蚯蚓状,有小片、散在色素沉着,无皮肤溃烂,足背动脉搏动可触及。

辅助检查: 下肢深静脉通畅试验(Perthes试验)阴性,大隐静脉瓣膜和小腿交通支静脉瓣膜试验(Trendelenburg试验)阴性。

医疗诊断: 右下肢大隐静脉曲张

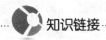

知识链接

下肢深静脉通畅试验(Perthes试验)

用以测定深静脉回流的通畅情况。

方法是用止血带阻断大腿浅静脉主干,嘱患者用力踢腿或连续快速作下蹲运动20次,以观察浅静脉曲张的严重程度。由于肌肉收缩,浅静脉血流应回流至深静脉使曲张静脉萎陷空虚。如深静脉不通畅或有静脉压力增高,静脉曲张程度不减轻,甚至加重。

大隐静脉瓣膜和小腿交通支静脉瓣膜试验(Trendelenburg试验)

用以测定在大隐静脉和交通静脉机能不全瓣膜的位置。

患者取卧位,下肢抬高,排空浅静脉内的血液,检查者用止血带扎住近侧大腿部,然后让患者站立,10秒放开止血带时,大隐静脉迅速充盈,说明大隐静脉瓣膜机能不全;未放开止血带而小腿部大隐静脉在10秒内迅速充盈,表明小腿交通支静脉瓣膜关闭不全。

情景1 入院护理

问题1 如果你是当班护士会如何接待该患者? 评估时应该收集哪些资料?

1. 先做自我介绍。

2. 再介绍病区的环境。

3. 安排床位,介绍病床使用方法及同病房病友。

4. 安置患者平卧位,并将患侧肢体抬高20°~30°。

5. 询问病史 包括简要病情、一般情况、过敏史、用药史、既往史等。

6. 做好专科体检 患侧肢体皮肤温度、颜色、足背动脉搏动、末梢循环情况,大隐静脉瓣膜和小腿交通支静脉瓣膜试验(Trendelenburg试验)、下肢深静脉通畅试验(Perthes试验),并配合下肢静脉造影检查。

7. 做好入院宣教,疾病宣教。

情景2 碘过敏应急抢救护理

患者入院第二天行下肢静脉造影检查,查完回病房后出现头昏、胸闷、气闭、全身发痒等症状。

问题2 你会考虑该患者出现了什么情况? 应如何处理?

1. 考虑该患者出现碘造影剂的过敏。

2.处理

（1）立即报告医生,安置患者低半坐卧位。

（2）遵医嘱予吸氧、心电监护,测量生命体征、血氧饱和度并做好记录。

（3）观察患者胸闷、气闭及全身发痒情况。

（4）遵医嘱使用抗过敏药,如立即静脉注射地塞米松磷酸钠5mg等。

（5）继续观察病情变化及用药效果。

问题3　若该患者出现过敏性休克,应如何进行抢救?

1.患者一旦发生过敏性休克,立即报告医生,停止使用引起过敏的药物,就地抢救。

2.将患者平卧,遵医嘱盐酸肾上腺素注射液1mg皮下注射,如症状不缓解,每隔30min皮下注射或静脉注射0.5ml,直至脱离危险期,注意保暖。

3.给予心电监护、吸氧,改善缺氧症状,喉头水肿影响呼吸时,马上请麻醉科准备气管插管,必要时配合气管切开。

4.迅速建立静脉通路,补充血容量。遵医嘱应用晶体液、升压药维持血压、应用氨茶碱注射液解除支气管痉挛。

5.如发生心脏骤停,迅速实施心肺复苏。

6.密切观察患者的意识、脉搏、呼吸、血压、尿量等变化,患者未脱离危险前不宜搬动。

7.记录　抢救结束6小时内做好抢救记录。

情景3　手术前后护理

该患者入院第4天准备在腰麻下行右大隐静脉高位结扎+血管腔内激光闭合(EVLT)术(图2-1),手术后送回病房,双下肢弹力绷带包扎,带回止痛泵一只。

 知识拓展

血管腔内激光闭合(EVLT)术

血管腔内激光闭合术(EVLT)是近年来国内外应用的一门新技术,其原理是激光治疗仪发射的激光束作用于静脉腔,使细小静脉发生汽化,粗大的静脉灼闭为条索状从而使静脉血管纤维化,达到治疗目的,其损伤轻,恢复快,并发症少。

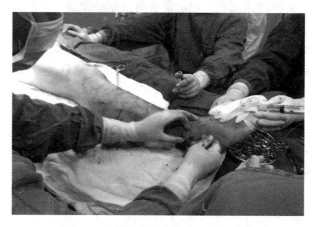

图2-1　血管腔内激光闭合(EVLT)术

问题4 如何为该患者做好术前准备？需要进行哪些术前健康指导？

1. 术前准备

（1）会阴部皮肤准备。

（2）双下肢皮肤准备，用记号笔在曲张的部位做好标记（图2-2）。

（3）准备手术衣裤、帽子。

（4）心理护理。

（5）测量生命体征，填好手术交接单。

2. 进行必要的健康指导

（1）简单介绍疾病，解释手术名称，手术的必要性，手术前准备的内容，取得患者配合。

（2）告知麻醉医师的访视时间，麻醉方法，种类的选择，解除患者的紧张。

（3）告知患者术前禁食、禁饮时间，并解释原因，防止术中发生意外。

（4）告知患者术前去手饰、项链、义齿及避免手机等贵重物品带入手术室的原因。

（5）告知术前更换手术衣裤的时间。

（6）告知入手术室前必须排尿的原因。

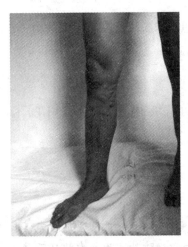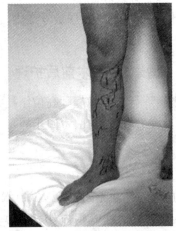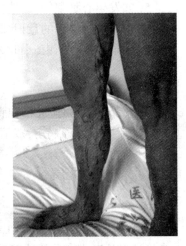

图2-2 记号笔标记后的曲张静脉

问题5 手术后如何护理该患者？术后需要给予哪些健康指导？

1. 安置患者去枕平卧，双下肢抬高20°~30°，并用好床栏（图2-3）。

2. 遵医嘱予吸氧、心电监护，监测生命体征、血氧饱和度的变化。

3. 观察患者有无胸闷气闭、神志、切口有无渗血、足背动脉搏动、皮肤温度、末梢循环及排尿情况。

4. 遵医嘱正确及时使用药物，并注意观察皮肤黏膜有无出血情况。

5. 指导患者24小时内床上活动，可做足背和足趾屈伸、旋转运动，预防下肢静脉血栓形成，并告知早期活动的重要性和必要性。24小时后可起床活动，并协助患者翻身、起床、下床活动。告知下床活动时必须注意安全。

6. 告知PCA止痛泵使用方法及注意事项。

7. 告知术后6小时可进食半流质饮食，少食多餐。

8. 观察术后有无出血，深静脉血栓和肺栓塞等并发症发生。

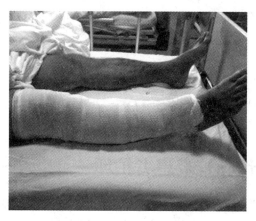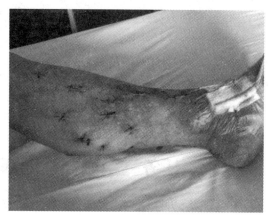

图2-3　手术后

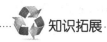 知识拓展

肺　栓　塞

肺栓塞的定义：来自静脉系统或右心的血栓阻塞肺动脉及其分支所致的疾病，以肺循环和呼吸功能障碍为其主要的生理特征。

肺栓塞的症状：突发呼吸困难，烦躁不安、濒死感、发绀、右心衰竭、低血压、晕厥、肢端湿冷、胸痛、咳嗽、咯血及胸膜摩擦音或胸腔积液。

肺栓塞的应急流程：①绝对卧床，保持安静。②立即通知医生，准备好抢救物品。③高流量吸氧4~6L/min。当合并严重衰竭时可使用面罩无创性机械通气或经气管插管通气。④迅速建立静脉通道。遵医嘱使用抗生素、抗凝药。⑤予心电监护，严密观察神志、心率、心律、呼吸、血压、血氧饱和度的变化。⑥观察四肢皮肤温度和末梢循环改善情况。根据血压情况合理使用升压药，及时调整浓度和速度。⑦准确记录每小时尿量及24小时出入液量。⑧监测血气分析及电解质。⑨遵医嘱准确及时应用尿激酶、低分子肝素钙注射液。注意观察有无出血等并发症发生。⑩告知家属，做好宣教。⑪抢救结束6小时正确记录抢救过程。

情景4　出院护理

该患者住院10天，精神状态良好，呼吸平稳，无胸闷、气闭，无皮肤黏膜出血，小切口愈合好，足背动脉搏动明显，皮肤温度正常，血液循环良好，准备明天出院。

问题6　作为责任护士应如何为该患者做好出院指导？

1. 出院后遵医嘱继续服用抗血小板聚集药物3个月，并注意观察皮肤黏膜有无出血。

2. 为促进下肢静脉回流，平时应注意体位，勿长时间站立或坐位，以减轻术后水肿及慢性静脉功能不全而发生足背、小腿水肿（特别是足靴区水肿）。避免穿过紧内衣裤。

3. 避免腹内压增高因素，多饮水，建议每日饮水1500~2000ml，保持大便通畅。

4. 肥胖者有计划减轻体重。

5. 患者术后一般3~6个月可能有下肢酸痛或麻木感。

6. 禁烟，适量运动。

7.继续穿弹力袜或医用弹力绷带1~2个月,晚上睡觉时将患侧肢体抬高30°~40°。

8.术后1个月门诊随访。

(钱金芳)

【思考与练习】

1.为什么会引起下肢静脉曲张?针对原因,可以做哪些预防?

2.下肢静脉曲张手术后如何预防深静脉血栓形成?

任务三　血栓性闭塞性脉管炎患者护理

患者,胡某,男性,53岁,工人,初中学历,有长期吸烟史,每天2包。因"左下肢间歇性跛行1年,加重20余天"入院。患者1年前无明显诱因下出现步行约2km后感左小腿沉重,胀痛,休息片刻后缓解,能继续行走。20余天前患者行走约30~50分钟左右即出现左小腿酸胀疼痛,行走困难,较前明显加剧,伴有针扎感,左小腿及左足冰冷麻木,呈紫黑色,休息后无明显好转。至金华某医院就诊,治疗后未见明显缓解,且有逐步加重趋势,行走即出现左下肢疼痛麻木、针刺感严重,夜不能寐。为求进一步治疗遂来我院,门诊拟"左下肢血栓闭塞性脉管炎"收住入院。

体格检查: T 37.0℃, P 60次/分, BP 148/75mmHg, R 20次/分。急性痛苦面容,皮肤及巩膜无明显黄染,双侧呼吸音清,未闻及明显干湿啰音;心律齐,心音中等,未闻及明显杂音,肠鸣音无亢进。

专科检查: 右侧股动脉搏动可及,左侧股动脉搏动较右侧弱,左小腿及左足皮肤温度略低,足背动脉搏动未触及,右小腿皮肤温度略低,右足背动脉搏动偏弱。双下肢Buerger试验阳性。

医疗诊断: 左下肢血栓闭塞性脉管炎

情景1　入院护理及疼痛护理

问题1　作为责任护士如何接待该患者? 评估时应该收集哪些资料?

1.先自我介绍。

2.介绍病区环境。

3.安排床位,介绍病床使用方法及同病房病友。

4.安置患者头高脚低位或左下肢下垂的体位。

5.询问病史　包括简要病情、一般情况、过敏史、用药史、既往史等。

6.做好专科体检　患侧肢体皮肤温度、颜色、股动脉及足背动脉搏动、末梢循环情况,双下肢Buerger试验。

7.做好入院宣教,疾病宣教。

问题2　针对患者存在的护理问题"疼痛",应采取哪些护理措施?

1.观察疼痛程度、性质、持续时间。

2.心理安慰,关心患者。

3.加强与患者沟通,分散患者注意力。

4.让患者听音乐、看电视等,转移注意力。

5.完善社会支持系统,让家人陪伴。

6.予安置头高脚低位或左下肢下垂的体位,以增加下肢血液供应。

7.遵医嘱使用止痛药,并观察疗效。

知识链接

血栓性闭塞性脉管炎的特殊临床表现

轻微症状期:患侧肢体发凉、麻木。

间歇性跛行:间歇性跛行是指患者从开始走路,或走了一段路程以后(一般为数百米左右),出现单侧或双侧腰酸腿痛,下肢麻木无力,继续行走因症状加重而被迫止步,但稍许蹲下或坐下休息片刻后,症状可以缓解或消失,患者仍可继续行走,再走一段时间后,上述症状再度出现。因为在这一过程中,跛行呈间歇性出现,故称为间歇性跛行。

静息痛:是病变的中期表现,当病变发展,下肢缺血加重,不行走也发生疼痛。在静息状态下仍有持续性疼痛,称"静息痛"。

溃疡和坏疽:除间歇性跛行,静息痛之外,发生肢体溃疡坏疽(图2-4)。

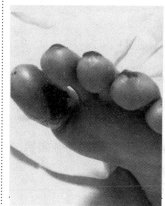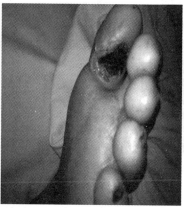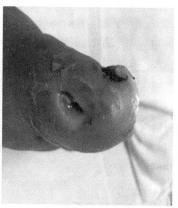

图2-4　溃疡和坏疽

情景2　术前、术后护理

该患者经术前检查后,准备行左下肢动脉造影+球囊扩张术。

问题3　如何做好该患者的术前护理?

1.患侧肢体护理:

(1)患侧肢体适当保暖,禁冷敷、热敷,以免引起血管收缩或代谢增强耗氧量增加。

(2)取合适的体位,睡觉时取头高脚低位,使血液易灌流至下肢。

(3)避免长时间维持一个姿势不变,以免影响血液循环。

(4)坐时应避免双膝交叉,防止动、静脉受压阻碍血流。

(5)保持足部清洁干燥,用温水洗脚,水温不超过40℃,以免烫伤。

(6)皮肤瘙痒时避免用手抓,以免造成继发感染。

2.功能锻炼　做Buerger运动,增加末梢血液循环,促进侧支循环形成,溃疡或坏疽时不适用。

3.心理护理　介绍治疗目的、方法、注意事项等,予心理安慰。

4. **术前准备** 绝对戒烟,术前禁食、备皮、检查足背动脉搏动情况,介入治疗前遵医嘱先予补平衡液1000ml,避免造影剂对肾功能的影响。

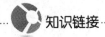

知识链接

Buerger运动

Buerger运动是血管闭塞性脉管炎的一种治疗,以促进侧支循环的建立。但不适用于溃疡或坏疽的情况。

方法:①患者平卧,患肢抬高45°~60°,维持1~2分钟。②然后坐起双腿自然下垂,坚持3分钟,并作足部旋转、伸屈运动10次。③平躺,双腿放平,卧床休息2分钟。如此反复5次,每天3~4次。

问题4 术后如何护理该患者?

1. 安置患者予平卧位和低半卧位。

2. 严密观察生命体征变化,有无胸闷气闭,腹股沟穿刺处有无渗血。

3. 腹股沟穿刺处沙袋压迫6~8小时,左下肢制动12小时,卧床休息24小时。

4. 遵医嘱使用抗凝药,注意观察皮肤黏膜有无出血。

5. 观察下肢有无肿胀,末梢循环情况,皮肤温度、颜色,评估足背动脉搏动情况。

6. **饮食指导** 低脂、低盐、清淡、易消化、高维生素、高纤维素饮食。指导戒烟,多饮开水,每日1500~2000ml。

7. **观察有无并发症发生** 如:动脉破裂、扩张后回缩、急性血栓形成、侧枝动脉闭塞、远端动脉栓塞等。

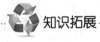

知识拓展

下肢动脉硬化闭塞症

下肢动脉硬化闭塞症:是动脉粥样硬化累及下肢动脉导致动脉狭窄或闭塞而引起肢体缺血症状的慢性疾病,是全身动脉硬化性疾病在下肢的表现,病变特点是以累及大、中型动脉为主,多见于中老年患者。而血栓闭塞性脉管炎以累及周围中、小型动脉为主,多见于男性青壮年。

临床表现及分期:轻微症状期,间歇性跛行期,静息痛,溃疡和坏死期。

治疗方法:①药物治疗。②介入治疗:经皮球囊扩张血管成形术(PTA)、血管内支架植入术(Stent)、血管腔内硬化斑块旋切术(PAC)。③外科血管重建:动脉旁路手术、动脉内膜剥脱术、骨髓干细胞移植术等。

情景3 动脉破裂出血抢救护理

术后8小时,患者诉左下肢胀痛,查P 130次/分, R 35次/分, BP 80/40mmHg,全身皮肤湿冷,左下肢肿胀淤血,考虑动脉夹层破裂。

问题5　作为当班护士应如何配合抢救?

1. 立即报告医师,安置休克体位。

2. 迅速建立静脉通路,快速补充液体。

3. 给予心电监护、吸氧、保暖。

4. 继续监测生命体征变化,观察神志、尿量变化。

5. 遵医嘱补充液体、止血、输血。

6. 遵医嘱做好急诊术前准备、备皮、配血。

情景4　出院护理

该患者住院12天,精神好,呼吸平稳,无胸闷气闭,无皮肤黏膜出血,足背动脉搏动、皮肤温度、血液循环较前好转,准备出院。

问题6　如何做好出院指导?

1. 按健康教育程序进行。

2. 评估该患者需要教育的内容。

3. 根据评估的内容进行活动、饮食、药物指导,自我监测及复查指导。

4. 饮食　低脂、低盐、清淡、易消化饮食,富含维生素、纤维素饮食,多吃新鲜蔬菜水果,保持大便通畅。

5. 保暖,以防寒冷造成血管痉挛,穿棉袜和合适的鞋,不可将热水袋直接置于患侧肢体。

6. 戒烟,控制高血脂,适当运动。

7. 术后6个月至1年口服抗凝药,注意有无皮肤黏膜出血。定期门诊随诊,复查凝血功能,调整药量。

(钱金芳)

【思考与练习】

1. 哪些原因与血栓性闭塞性脉管炎发病有关? 针对这些原因如何预防?

2. 血栓性闭塞性脉管炎的分期和病理包括哪些内容?

神经系统疾病患者护理

任务一 颅脑损伤患者护理

患者,张先生,51岁,高中学历。车祸致头痛头晕伴呕吐2小时入院。患者早上6：00骑电动车时不慎被货车撞伤,当时有短暂的昏迷史,醒来时感头痛头晕,恶心未吐,耳鼻流血,被送入医院。

入院检查:神志清楚,瞳孔双侧等大,直径0.25cm,对光反应灵敏, T 37.6℃, P 52次/分, R 18次/分, BP 134/92mmHg,右侧枕后头皮挫伤,4cm×4cm瘀斑,右耳及双鼻流血,胸腔腹部未见明显异常,感头痛头晕,伴恶心,呕吐一次,呕吐物为胃内容物。入院后予补液、抗感染、止血及营养神经药物治疗。患者无高血压病史。

辅助检查:

血常规: RBC 4.87×10^{12}/L, Hgb 138g/L, WBC 10.2×10^9/L, N 82.9%。

凝血功能检查: PT 12.9秒, APTT 27.4秒, TT 16.4秒, INR 0.95。

急诊床边B超检查:胸腔无出血,肝胆脾胰未见明显异常;头颅CT示脑挫伤,右侧膜外少量出血。

医疗诊断:

1. 脑挫伤

2. 膜外血肿

3. 颅底骨折

情景1 入院护理

问题1 如何评估该患者病情?

1. 评估患者的健康史:

(1)车祸致伤有短暂的昏迷史。

(2)无高血压病史。

(3)感头痛头晕,伴恶心,呕吐一次。

2. 护理体检

(1)T 37.6℃, P 52次/分, R18次/分, BP 134/92mmHg。

(2)右侧枕后头皮挫伤,右耳及双鼻流血。

3. 观察心电监护情况。

4. 配合医生做好进一步检查。

问题2 针对该患者病情,目前需采取哪些护理措施?

1. 严密观察患者神志、瞳孔、肢体活动,予心电监护,密切观察生命体征变化。

2. 绝对卧床休息,取右侧头高卧位。

3. 予氧气吸入2~4L/min,以提高动脉血氧分压,改善脑缺氧,缓解疼痛。

4. 注意头痛呕吐情况,呕吐时头偏向一侧,保持呼吸道通畅。

5. 建立静脉通路,遵医嘱使用脱水剂并观察脱水的效果。

6. 暂禁食。

7. 动态CT检查,必要时做好急诊术前准备。

8. 保持大便通畅。

问题3 就患者的脑脊液耳漏、鼻漏,该如何处理?

1. 按神经外科一般护理常规。

2. 卧床休息,取头高位(30°~60°),宜患侧卧位。

3. 脑脊液鼻漏耳漏者严禁堵塞鼻腔和耳道,不可用水冲洗或注入药物,局部保持清洁,用消毒酒精棉球洗外耳及外耳道。

4. 嘱患者勿挖鼻孔和外耳道,尽可能避免用力拧鼻涕、打喷嚏或咳嗽。

5. 脑脊液漏者不宜做腰穿,应给予抗生素预防感染。

6. 脑脊液鼻漏耳漏者一般能自行停止,如超过1个月仍未停止则应考行开颅脑膜修补术。

7. 正确解释颅底骨折的治疗方法和愈合情况,缓解恐惧心理。

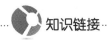 **知识链接**

颅 底 骨 折

颅底骨折的诊断不是依据X线片检查,而是根据患者的临床表现来做判断。

1. 颅前窝骨折 累及额骨的眶板和筛骨,出血可经前鼻孔流出,或流入眶内,后者在眼睑中或球结膜下形成瘀斑,出血多时则眶周广泛淤血形成熊猫眼症。

2. 颅中窝骨折 累及蝶骨或蝶窦,出血或脑脊液漏可经蝶窦由鼻孔流出。累及颞骨岩部,脑膜骨膜和鼓膜均有破裂时,出血或脑脊液漏则经外耳孔流出。

3. 颅后窝骨折 累及颞骨岩部后外侧时,出现乳突部皮下淤血。

情景2 并发症的护理——颅内出血

入院后当日夜里23:00,患者头痛加剧,伴恶心呕吐数次,呕吐物为胃内容物,GCS评分12~13分,瞳孔双侧等大等圆,直径0.25cm,对光反应存在,家人非常紧张。患者血压升高达146/86mmHg, HR 62次/分, R 14次/分, SpO_2 98%。

问题4 该患者发生什么问题,该做好哪些准备工作?

该患者出现明显的颅内高压表现,可能颅内出血增多,需要做好急诊手术的准备。

1. 立即禁食禁水,向值班医生汇报。

2. 严密观察患者的神志、瞳孔及生命体征情况,及时发现脑疝情况。

3. 遵医嘱用脱水剂,并且观察药物的效果。

4. 予氧气吸入,氧流量3L/min。

5. 做好外出CT检查的准备工作(充氧气枕、带皮氧仪、呼吸皮囊等)。

6. 呕吐时头侧向一边,吸净呼吸道的分泌物,保持呼吸道通畅。

7. 做好急诊术前准备:

(1)通知理发、禁食禁水,并解释原因,防止术中发生意外。

(2)备血、导尿。

(3)立即做必要的检查化验,如急诊血常规、急诊凝血功能、急诊生化检查。

(4)麻醉前用药。

(5)更换手术衣裤等。

情景3 并发症的护理——脑疝

该患者头颅CT检查示:右侧膜外血肿增多,左侧额、颞叶膜下血肿,脑挫伤。医生建议急诊手术治疗,但是家人决定暂时不手术,继续观察。患者当日凌晨2:00突发神志不清,GCS评分5分,左侧瞳孔0.35cm,对光反应消失,右侧瞳孔0.25cm,对光反应迟钝,呼吸深大,R 10次/分,血压150/90mmHg、SpO₂ 95%。

问题5 问该患者发生什么病情变化? 怎样抢救?

1. 该患者发生小脑幕切迹疝。

2. 脑疝的急救流程如下:

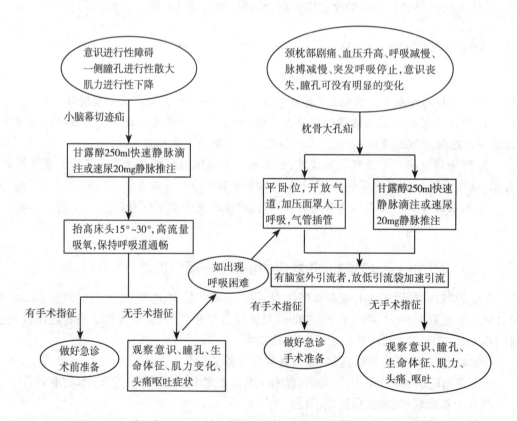

情景4　手术后护理

该患者急诊行左侧膜外血肿、右侧额颞叶膜下血肿清除术+去骨板减压术,手术后带气管插管和一根皮下引流管回病房。

问题6　你作为值班护士,应该如何护理术后患者?

1. 安置患者体位: 去枕平卧,头偏向一边。

2. 予气管插管吸氧,流量4~6L/min。

3. 立即行床边心电监护,监测患者的生命体征。

4. 调节心电监护仪的患者信息与各报警参数,根据患者的病情设置监测血压的频率。

5. 检查头部伤口的敷料及引流管的固定情况,妥善固定引流管。

6. 严密观察患者的意识、瞳孔、血压、脉搏、呼吸变化和肢体活动情况,一旦发现血压升高、脉搏变慢、呼吸深而不规则、头痛剧烈、呕吐频繁,立即报告医生,应用脱水剂。

7. 做好气管插管的护理:

(1)适时的湿化　根据气道分泌物的黏稠程度决定微泵气道湿化的速度,5~10ml/h。

(2)必要时吸痰。

(3)妥善固定　每小时评估气管插管的深度,评估患者的两肺呼吸音情况,及时发现气管插管有无滑入右侧支气管等情况。

(4)严格执行交接班制度。

(5)加强口腔冲洗与护理,根据患者情况每日口腔冲洗与护理2~3次,保持口腔清洁,减少肺部感染机会。

(6)定期留取痰液做细菌培养,为抗生素使用提供依据。

(7)注意无菌操作,病室保持一定的温度与湿度,严格控制陪护人员,加强病室空气消毒。

8. 加强基础护理、生活护理,定时更换体位,预防压疮等并发症的发生。

9. 保持液体出入平衡,控制输液速度,记录进出量,定期监测血生化。

10. 术后血压平稳后宜采取头高15°~30° 斜坡卧位,以利脑部静脉血回流,降低颅内压力。

11. 高热患者及时行降温措施。

该患者经过以上抢救治疗后,意识清醒,咳嗽反射强,呼吸道分泌物减少,医师通知可以拔气管插管。

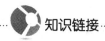 知识链接

颅 内 血 肿

颅内出血积聚于颅腔内某一部位,达到相当体积造成脑受压而引起临床症状时,称为颅内血肿。根据血肿部位又分为硬膜外血肿、硬膜下血肿、脑内血肿。

问题7　拔除气管插管的流程是什么？

拔除气管插管操作流程

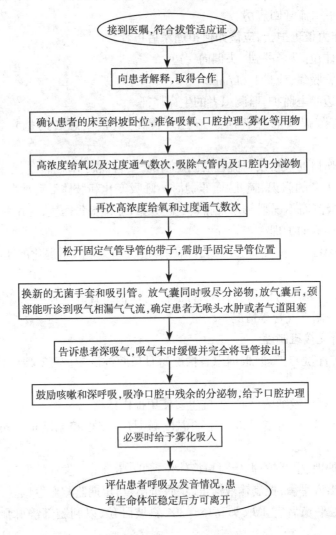

接到医嘱，符合拔管适应证

向患者解释，取得合作

确认患者的床至斜坡卧位，准备吸氧、口腔护理、雾化等用物

高浓度给氧以及过度通气数次，吸除气管内及口腔内分泌物

再次高浓度给氧和过度通气数次

松开固定气管导管的带子，需助手固定导管位置

换新的无菌手套和吸引管。放气囊同时吸尽分泌物，放气囊后，颈部能听诊到吸气相漏气气流，确定患者无喉头水肿或者气道阻塞

告诉患者深吸气，吸气末时缓慢并完全将导管拔出

鼓励咳嗽和深呼吸，吸净口腔中残余的分泌物，给予口腔护理

必要时给予雾化吸入

评估患者呼吸及发音情况，患者生命体征稳定后方可离开

情景5　癫痫护理

患者术后病情稳定，术后第7天凌晨3：00患者突然口吐白沫，四肢抽动，神志不清，小便失禁。经检查判断为癫痫大发作。

问题8　针对患者突发癫痫大发作，作为值班护士如何处理？

1. 快速评估患者情况，松解衣扣，头偏向一侧，用包好纱布的压舌板放于口腔内，及时去除呼吸道分泌物，保持呼吸道通畅。同时通知医生。

2. 予氧气吸入3L/min，遵医嘱予地西泮（安定）10mg静脉注射。

3. 注意观察发作的情况，应特别注意神志与瞳孔的变化、眼球凝视和转头的方法，以及抽搐的部位、持续时间等。

4. 注意安全，防止坠床，避免外力强压，防止外伤，注意舌咬伤及牙齿脱落情况。

5. 发作后未清醒的患者应予禁食，必要时按医嘱给予鼻饲流质饮食。

6. 详细记录抢救过程。

7. 做好家属的安慰工作。

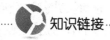 **知识链接**

癫痫发作的类型

（1）癫痫大发作，又称全身性发作：患者意识丧失而跌倒，全身肌肉强直、呼吸停顿，头偏向一侧，抽搐逐渐加重，历时数十秒，口吐白沫，部分有舌咬伤，伴大小便失禁、抽搐后意识逐渐恢复。

（2）癫痫小发作：短暂（5~10秒）意识障碍或丧失，而无全身痉挛现象。每日可有多次发作。

（3）精神运动性发作：发作突然，意识模糊，有不规则及不协调动作，患者的举动无动机、无目标、盲目而有冲动性，发作持续数小时，有时长达数天，患者对发作经过毫无记忆。

（4）局限性发作：一般见于大脑皮层有器质性损害的患者，表现为一侧口角、手指或足趾的发作性抽动或感觉异常，可扩散至身体一侧。

情景6 出 院 护 理

术后15天患者生命体征稳定，神志清楚，四肢活动功能正常，予以出院。

问题9 作为责任护士，如何做好出院宣教？

1. 有癫痫发作病史的你不能单独外出、攀高、游泳、骑车。

2. 按医嘱长期服用抗癫痫药：德巴金一粒口服每天两次，不可咬碎，要整片吞服，不可自己擅自停药或改药、减少剂量等。

3. 定期复查血常规、肝功能。

4. 如遇头痛加剧、伴恶心呕吐等及时来院就诊，若情况稳定1个月后回院复诊。

5. 不可从事驾驶员、运动员及外出作业人员的工作。

6. 3~6个月后回医院行颅骨缺损修补术。

7. 其他 适当休息，避免劳累，进软食，保持大便通畅，保持伤口清洁干燥，2周后可以洗头。

（李茹芳）

【思考与练习】

1. 脑挫伤患者的观察与护理包括哪些内容？

2. 重型颅脑损伤患者的并发症有哪些？

任务二 蛛网膜下腔出血患者护理

患者，王女士，53岁，小学学历。突发头痛头昏伴恶心呕吐6小时入院。呕吐物为胃内容物，非血性，急送当地医院。头颅CT检查示：蛛网膜下腔出血，次日转来我院。头颅CTA示：蛛网膜下腔出血、右侧前交通动脉瘤，左侧中动脉动脉瘤可疑，急诊入院。

入院检查：神志清楚，瞳孔双侧等大等圆，0.25cm，对光反应灵敏，T 37.1℃，P 58次/分，R 18次/分，BP 156/92mmHg，胸腔腹部未见明显异常，感头痛头昏，伴恶心，呕吐一次，呕吐物为胃内容物。无神志不清、四肢抽搐、大小便失禁。入院后予补液、止血及营养神经治疗。患者有高血压病史6年，平时服用硝苯地平控释片1片qd降压。收治当晚行DSA造影（脑血管造影术），动脉鞘留置回病房。

辅助检查：

急诊血常规：RBC 4.86 × 10^{12}/L，Hgb 134g/L，WBC 10.4 × 10^9/L，N 85.2%，L 12.9%，M 1.8%，PLT　233 × 10^9/L，HCT 40.5%。

凝血功能检查：PT 13.1秒，APTT 31.2秒，TT 17.8秒，INR 0.97。

急诊生化：血钾3.63mmol/L，血钠141.4mmol/L，血氯108.3mmol/L，血糖6.05mmol/L，肌酐63.0μmol/L，尿素氮2.95mmol/L。

急诊床边B超检查：肝胆脾胰未见明显异常。

头颅CT示：蛛网膜下腔出血、右侧前交通动脉瘤，左侧中动脉动脉瘤可疑。

DSA造影示：右侧前交通动脉瘤。

医疗诊断：

1. 蛛网膜下腔出血

2. 右侧前交通动脉瘤，左侧中动脉动脉瘤可疑

情景1　入院护理

问题1　作为责任护士如何接待该患者？如何做好护理评估？

1. 安置患者，予以头高卧位，氧气吸入，氧流量3L/min。

2. 床边心电监护。

3. 采集病史，评估症状与体征。

（1）无外伤史。

（2）突发头痛头昏6小时。

（3）T 37.1℃，P 58次/分，R 18次/分，BP 156/92mmHg。

（4）高血压病史6年，平时服用硝苯地平控释片降压，服用方法：1片qd。

（5）恶心，呕吐数次，呕吐物为胃内容物。

4. 护理体检。

5. 动脉鞘检查。

6. 配合医生做好进一步检查。

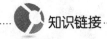　知识链接

颅内动脉瘤（AN）

颅内动脉瘤（AN）是颅内动脉壁上的异常膨出（图3-1），是引起自发性蛛网膜下腔出血最常见的原因，由于瘤体一般较小，在其破裂出血之前很少被发现，是一种病死率和致残率都很高的疾病。发生率为0.2%~7.9%，其中1%~2%会发生破裂。

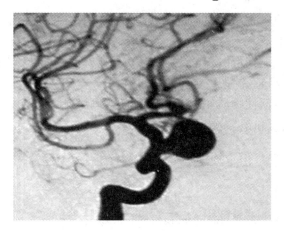

图3-1　颅内动脉瘤

问题2　动脉瘤保守治疗期间如何观察病情与护理?

1.绝对卧床休息,一般动脉瘤在第一次出血后7~14天由于血块溶解还可发生第2次出血,因此需要绝对卧床休息,时间不可少于3周。

2.严密观察病情变化,观察患者的神志、瞳孔、生命体征变化,注意患者的头痛、呕吐情况,同时注意患者的视物能力、有无眼睑下垂、肢体活动情况,发现病情变化及时向医生汇报。

3.避免不良刺激,保持病房安静、舒适,避免光线太强、声音太响。

4.保持患者情绪稳定,必要时可用止痛药。

5.保持大便通畅,可适当使用缓泻药,以软化大便,禁忌高压灌肠。

6.加强疾病知识的宣教,疾病发生、转归的病理生理,督促检查落实。

　知识拓展

动　脉　瘤

动脉瘤分为3个部分:瘤顶,瘤体,瘤颈。破口在顶部者占84%。如果同一条动脉上有2个动脉瘤,则70%的破裂机会发生于近侧的一个动脉瘤。

动脉瘤血管破裂后血小板凝块在1~2分钟内即可形成,24小时内血液中纤维素沉积于凝块上,出血后2周内由于正常的纤溶系统使血块溶解,是再出血的危险期,3周以后,血块机化,形成较坚固的支持,再出血的机会降低。

问题3　动脉瘤破裂引起头痛的机制有哪些?

1.颅内容物增加　血液流入蛛网膜下腔使颅内体积增加,引起颅内压增高,严重者可发生脑疝。

2.阻塞性脑积水　血液在颅底或脑室发生凝固,造成脑脊液回流受阻,引起急性阻塞性脑积水、颅内压增高。

3.化学性脑膜炎　血液流入蛛网膜下腔后直接刺激血管,血细胞崩解后释放出各种炎性物质,导致化学性脑膜炎,更使脑脊液增多而加重高颅压。

4. 下丘脑功能紊乱　血液及其产物直接刺激下丘脑引起神经内分泌紊乱,血糖升高和发热。

5. 交通性脑积水　血红蛋白和含铁血黄素沉积于蛛网膜颗粒,导致脑脊液回流受阻,逐渐出现交通性脑积水及脑室扩张。

6. 血液释放的血管活性物质如5-羟色胺、组胺等刺激血管和脑膜,引起血管痉挛和蛛网膜颗粒粘连,发生脑梗死和正常颅压脑积水。

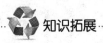

知识拓展

动脉瘤的分级

动脉瘤的病情分级:采用Hunt和Hess的5级分级法:

1级:无症状或有轻度头痛和颈项强直。

2级:中度至重度头痛,颈项强直,除有脑神经瘫痪外无其他神经功能紊乱。

3级:嗜睡,或有轻度局灶性神经功能障碍。

4级:昏迷,中度或重度偏瘫。

5级:深昏迷,去大脑强直,垂危状态。

问题4　该患者行DSA造影术后动脉鞘留置返回病房,应该如何护理该患者?

1. 无菌纱布包扎动脉鞘留置处,观察局部有无渗血或者血肿形成,注意足背动脉搏动及下肢血供情况。

2. 绝对卧床,术侧肢体制动24小时,尽量保持术侧肢体伸直位。

3. 注意患肢保暖,避免咳嗽、打喷嚏等。

4. 术后无恶心呕吐即可进食、进水,多饮水加速造影剂的排泄。

5. 出现排尿困难,可采取侧卧位,按摩腹部,听流水声等引导排尿。

6. 严密观察病情变化,尤其是血压、心率、凝血时间的变化。

情景2　动脉瘤介入栓塞术后护理

医生与患者家属充分沟通后,患者家属决定选择血管内介入治疗。积极行手术前准备,于次日上午行右侧前交通动脉瘤弹簧圈栓塞术,手术经过顺利,返回病房。

问题5　动脉瘤栓塞手术后的观察与护理要点有哪些?

1. 针对出血诱因的观察与护理　保持患者情绪稳定,防止情绪波动;绝对卧床休息,头部抬高15°~30°,减少运动;保持大便通畅,可适当使用缓泻剂;禁止吸烟;避免过早下床活动;保持病室安静,减少探视,降低陪住;注意保暖,预防感冒。

2. 针对颅内出血的观察与护理　严密观察病情变化,注意观察神志、瞳孔、生命体征、肢体活动,及时发现偏瘫、失语、精神症状等病情变化。注意观察头痛、呕吐及视神经乳头水肿情况,观察库欣反应。

3. 针对颅内压增高的综合措施　病情观察、体位、防止颅内压增高的因素(呼吸道梗阻、剧咳或便秘、癫痫发作)、控制性过度通气($PaCO_2$ 降至25~30mmHg,氧分压>70mmHg)、保持正常体温(36~37℃)(物理降温+冬眠药物)、血压控制在160/100mmHg上下)、控制每日输液量(1500~2000ml)、脱水治疗、穿刺引流(腰穿、脑室引流)、手术治疗、激素治疗。

4.针对并发症的观察与护理 动脉瘤栓塞术后脑血管痉挛的发生率达60%~70%,所以应特别注意有无脑血管痉挛、脑梗死发生。术后予以扩容、解痉、改善微循环等治疗。手术后使用抗痉挛药物:尼莫地平(尼膜同)50ml Q8h微泵治疗。注意观察药物的不良反应,监测患者血压的变化、药物匀速注入,避光,静脉炎等的观察。术后补液维持平均动脉压达70~80mmHg,以改善微循环。

 知识拓展

开颅动脉瘤夹闭手术与血管内介入治疗

开颅动脉瘤夹闭手术与血管内介入治疗的不同点:

1.开颅动脉瘤颈结扎或夹闭术(图3-2):

优点:能看清动脉瘤及有关血管的结构;治疗效果稳定而持久;可以清除颅内血肿;

缺点:造成脑和血管的损伤;分离动脉瘤时有可能破裂;开颅手术增加总体危险。

2.血管内介入治疗

优点:对动脉瘤周围组织和血管影响小;不需开颅,适用于手术困难的动脉瘤;

缺点:大型动脉瘤的闭塞率较低,动脉瘤的远期效果不够稳定。

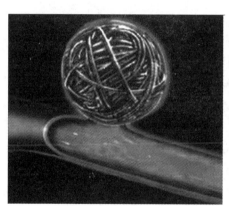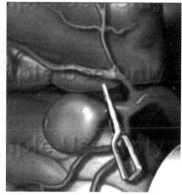

图3-2 血管夹闭术

问题6 动脉瘤栓塞手术后会出现哪些并发症?

栓塞术后可能出现的并发症有:脑血管痉挛、血栓形成引起脑梗死、动脉瘤破裂、弹簧圈移位或断裂、动脉瘤再现。穿刺部位的并发症:腹股沟穿刺部位出血、血肿、假性动脉瘤、血管栓塞、静脉炎等。

情景3 出院护理

该患者经过积极的治疗后,神志清楚,瞳孔双侧等大,对光反应灵敏,头痛减轻,生命体征平稳,医嘱予以出院。

问题7 该患者的出院宣教注意什么?

1.告知积极治疗原发病对防止再次发生出血性脑血管疾病的重要性。

2.避免精神紧张、情绪激动、用力排便及过度劳累等诱发因素,指导患者自我控制情绪、保持乐观心态。

3. 半年内避免参加剧烈运动及危险性工作。

4. 饮食宜清淡,摄取低盐、低胆固醇食物,避免刺激性食物及饱餐,多吃新鲜蔬菜和水果,矫正不良的生活方式,戒除烟酒,保持大便通畅。

5. 3~6个月后复查DSA。

6. 出现头痛不适、恶心呕吐等情况及时就诊。

7. 眼睑下垂、肢体偏瘫患者可予高压氧、针灸等康复治疗。

（李茹芳）

【思考与练习】

1. 动脉瘤破裂出血后有哪些临床表现?

2. 动脉瘤开颅夹闭术后的护理要点是什么?

项目四

泌尿系统疾病患者护理

任务一 尿路损伤患者护理

患者,李先生,56岁,初中学历。患者因右腰部撞伤2小时,感局部疼痛、肿胀,排淡红色血尿,B超示:右肾挫伤,收治入院。检查:T 36.0℃,P 82次/分,R 18次/分,BP 122/80mmHg,患者痛苦貌,右肾区肿胀、压痛,无反跳痛及肌紧张。患者非常紧张和害怕。

辅助检查:

血常规:RBC 4.2×10^{12}/L, WBC 6×10^{9}/L, N 86 %, Hgb 11.2g/L;尿常规:RBC 40/μl, WBC 25/μl;B超示:右肾挫伤。

医疗诊断:右肾挫伤

情景1 入院护理

问题1 该患者入院后病情观察主要内容有哪些?

1. 定时测量血压、脉搏、呼吸及体温,注意其动态变化。

2. 观察每次排尿颜色的深浅变化,若血尿颜色逐渐加深,说明出血严重。

3. 观察腰、腹部肿块范围的大小变化。

4. 动态监测血红蛋白和血细胞比容变化,以判断出血情况。

5. 定时观察体温和血细胞计数,以判断有无继发感染。

6. 有无复合伤。

7. 观察疼痛的部位和程度。

问题2 针对该患者病情,目前主要的护理措施有哪些?

1. 绝对卧床休息2~4周,待病情稳定、血尿消失后方可离床活动。

2. 建立静脉通道,遵医嘱及时输液,必要时输血,以维持有效循环血量,合理安排输液顺序,以维持水、电解质及酸碱平衡。

3. 严密观察病情变化。

4. 遵医嘱应用有效的抗生素。

5. 心理护理 关心患者、安慰患者及家属,解除患者的思想顾虑,消除其恐惧焦虑心理。加强交流,解释肾损伤的病情发展情况、主要的治疗护理措施,鼓励患者及家属配合各项治疗和护理工作。

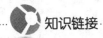 知识链接

肾损伤的病因和病理

肾损伤病因：

1. 开放性损伤 因弹片、枪弹、刀等锐器所致损伤，常伴有胸部、腹部等其他脏器损伤，病情复杂而严重。

2. 闭合性损伤 临床上最多见，为直接暴力（如撞击、跌倒、挤压、肋骨骨折等）或间接暴力（如对冲伤、突然暴力扭转等）所致。直接暴力时，上腹部或腰部受到外力撞击或挤压是肾损伤最常见的原因。

肾损伤病理与类型：

肾损伤分为开放性损伤及闭合性损伤。临床最常见的是闭合性肾损伤，闭合性肾损伤可有以下病理类型（图4-1）：

1. 肾挫伤 损伤仅局限于部分肾实质，形成肾瘀斑和（或）肾包膜下血肿，肾包膜及肾盂粘膜均完整。损伤涉及集合系统可有少量血尿。一般症状轻微，可以自愈。大多数患者的肾损伤属此类。

2. 肾部分裂伤 肾实质部分裂伤伴有肾包膜破裂，可致肾周血肿。如肾盂肾盏黏膜破裂，可有明显血尿。

3. 肾全层裂伤 肾实质深度裂伤，外及肾包膜，内达肾盂肾盏黏膜，常引起广泛的肾周血肿、严重血尿和尿外渗。

4. 肾蒂损伤 较少见。肾蒂血管部分或全部撕裂时可引起大出血、休克，患者常来不及诊治死亡。

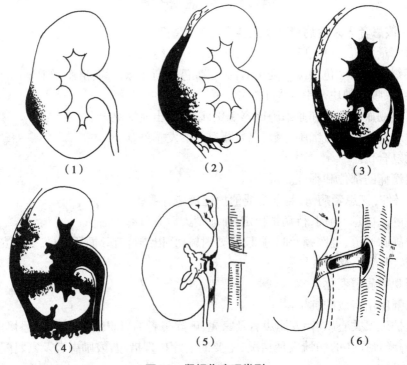

（1）　　　　　　　（2）　　　　　　　（3）

（4）　　　　　　　（5）　　　　　　　（6）

图4-1 肾损伤病理类型

情景2 肾破裂术前护理

入院次日,患者上厕所用力排便后感觉右腰部疼痛加重,伴心慌、出汗,解出全程肉眼血尿。检查: T 36.0℃, P 108次/分, R 22次/分, BP 88/56mmHg,患者痛苦貌,面色苍白,四肢冰冷,右肾区饱满,压痛明显,无反跳痛及肌紧张。急查血常规:RBC 3.9×10^{12}/L, WBC 8×10^9/L, N 86%, Hgb 9.2g/L;尿常规: RBC 122/μl, WBC 35/μl。B超示: 右肾破裂。考虑发生了右肾破裂、失血性休克。

问题3 此时应采取哪些紧急措施?

1. 取休克卧位,注意保暖。

2. 建立静脉通路,迅速补充血容量,维持体液平衡。

3. 面罩吸氧,氧流量6~8L/min,以改善缺氧情况。

4. 密切观察病情变化 定时监测体温、脉搏、呼吸、血压,观察患者的意识、面唇色泽、肢端皮肤颜色及温度,准确记录24小时出入量。

5. 心理护理,以稳定患者情绪。

 知识链接

肾损伤的临床表现和非手术治疗

1. 症状

(1)血尿:肾损伤患者大多有血尿,但血尿与损伤程度不一致。

(2)疼痛:肾包膜下血肿、肾周围软组织血肿、出血或尿外渗等可引起患侧腰、腹部疼痛。血液、尿液进入腹腔或合并腹腔内器官损伤时,可出现腹膜刺激征、腹痛等。血块通过输尿管时,可引起同侧肾绞痛。

2. 体征 出血及尿液外渗可使肾周围组织肿胀,形成腰腹部包块,可有明显触痛和肌紧张。

3. 肾损伤的非手术治疗 适用于肾挫伤、轻型肾裂伤及其他脏器合并损伤的患者。主要措施包括:绝对卧床休息;早期合理应用广谱抗生素;补充血容量,给予输液、输血等支持治疗;合理运用止痛、镇静和止血药物。

问题4 如何做好该患者的术前准备?

积极抗休克治疗的同时,紧急做好术前准备:完善术前检查,尤其要注意患者的凝血功能是否正常;备皮、备血、药物过敏试验、麻醉前用药、更换手术衣、留置导尿、术前8~12小时禁食、4小时禁饮。

问题5 该患者发生肾脏破裂的原因是什么? 如何预防?

该患者发生肾脏破裂的原因为:下床活动、用力排便引起腹压升高导致肾脏破裂。

为防止肾挫伤患者出现肾脏破裂,预防的措施有:

1. 绝对卧床休息2~4周,观察期间不随意搬运患者,以免加重病情。

2. 保持大便通畅,防止用力排便时引起继发性损伤。

3. 密切观察病情,及时发现迟发性出血情况。

情景3 手术后护理

患者手术后回病房,放置肾窝引流管及导尿管各一根。

问题6 如何护理该患者? 术后护理评估应注意哪些内容?

1. 卧床与休息 术后生命体征平稳后取健侧卧位,避免过早下床;行肾全切术的患者术后一般需卧床3~5天;行肾部分切除术者常需卧床1~2周。

2. 引流管护理 留置肾窝引流管的目的是引流出手术区域的积血积液,也是观察有无发生活动性出血的重要途径,一般术后3~4天拔除。分别做好各引流管标识,注意保持引流管通畅、无菌、固定,观察引流液的量、色及性状。导尿管一般于术后2天拔除。

3. 饮食护理 待麻醉清醒,无恶心、呕吐后方可进食。一般先给予流质饮食,以后逐渐过渡至半流质饮食或普食。

4. 严密观察病情变化,评估以下内容:

(1)手术方式、手术过程及手术后的治疗方案等。

(2)患者的生命体征、引流管是否通畅、引流液及切口愈合情况。

(3)患者有无发生出血、感染等并发症。

(4)患者的心理状态。

问题7 闭合性肾损伤者,保守治疗期间观察到哪些情况需要手术?

出现以下情况需要手术治疗:

1. 经积极抗休克治疗后生命体征仍未改善。

2. 血尿逐渐加重,血红蛋白和血细胞比容持续降低。

3. 腰、腹部肿块明显增大。

4. 有腹腔脏器损伤可能。

情景4 出 院 护 理

该患者术后4天,检查: T 36.9℃, P 75次/分, R 20次/分, BP 125/65mmHg,心肺(－),腹部平软,切口干燥,导尿管及肾窝引流管已拔除,创口干燥,小便自解,尿色清,无尿路刺激征,排便通畅,大便黄色成形。进半流质饮食,胃纳佳,进食后无不适,情绪稳定,准备近期出院。

问题8 作为责任护士,如何做好患者的出院指导?

1. 行肾切除术后患者须注意保护健肾,防止外伤,不使用对肾功能有损害的药物。

2. 非手术治疗者,病情稳定后的患者,出院后3个月内不宜从事重体力劳动或剧烈运动。

3. 保证充分的休息,适度进行身体锻炼及娱乐活动。

4. 戒烟、酒。

5. 进食高热量、高蛋白质、高维生素、易消化、无刺激性饮食,以加强营养,增强体质。

(舒苏凤)

【思考与练习】

1. 肾损伤患者保守治疗期间出现哪些病情变化提示需手术治疗?

2. 肾挫伤患者为什么要绝对卧床休息?

任务二　泌尿系结石患者护理

患者,黄女士,50岁,大专学历。左侧腰部酸胀5年,再发伴绞痛、肉眼血尿1天急诊入院。5年前开始反复出现左侧腰部酸胀,昨天晚上无诱因再次出现左侧腰部酸胀而后出现绞痛,疼痛向左下腹部放射,伴有肉眼血尿。患者5年前B超检查报告为肾结石,未做正规治疗。

入院检查: 神志清楚, T 37.6℃, P 92次/分, R 20次/分, BP 120/72mmHg。心肺(－),腹部软,无压痛、反跳痛、肌紧张,叩诊无移动性浊音,肠鸣音3次/分,左侧腰部有叩击痛,未及包块。

辅助检查:

血常规: WBC 6.7×10^9/L, N 65%, RBC 4.5×10^{12}/L, Hgb 10.8g/L。

尿常规: 红细胞(＋＋＋)。

B超检查: 左侧肾盂结石,左侧输尿管1.1cm×0.8cm大小结石。

医疗诊断:

1. 左肾结石

2. 左输尿管结石

情景1　入院护理

问题1　如何对该患者进行护理评估?

1. 评估症状、体征和以往病史,正确分诊:

(1)左侧腰部酸绞痛、疼痛向左下腹部放射1天。

(2)腹部软,左侧腰部有叩击痛。

(3)有肾结石病史伴有左侧腰部酸胀5年。

2. 护理体检。

3. 正确留取血尿标本,配合医生做好进一步检查。

问题2: 患者目前首优的护理问题是什么? 应采取哪些护理措施?

患者目前首优护理问题是: 疼痛　与输尿管结石有关。

[针对疼痛的护理措施]

1. 建立静脉通路,按医嘱静脉输液,使用解痉药。

2. 按面部表情疼痛评分法疼痛评分,疼痛评分≥3~4分以上,给予药物止痛。

3. 止痛方法　可以精神安慰、局部按摩、药物止痛。

4. 做好体外冲击波碎石术准备。

5. 进行必要的健康指导。

情景2　碎石前后护理

患者入院后,经过各项检查,没有禁忌证,准备行体外冲击波碎石治疗(ESWL)。

问题3　如何做好碎石前准备?

1. 耐心细致地做好解释工作,消除患者的紧张情绪,简单介绍疾病,解释碎石的必要性,准备的内容,肛门排气排便的目的和作用,取得患者配合,告知碎石的方法和注意事项,解除患者的紧张。

2. 术前不能进食易产气的饮食、多饮水,治疗前一天服腹泻剂,当日晨禁食。

3. 查血尿常规、肝肾功能,行心电图、B超、KUB、IVU等检查。

4. 尿中白细胞增多时,治疗前1~2天开始使用抗生素。

问题4 碎石后要采取哪些相应的护理措施?

1. 血尿护理 碎石后大多数患者会有轻微肉眼血尿或镜下血尿,较严重的血尿或伴有血凝块者,要积极控制出血。

2. 排石护理 大量尿液冲击尿路,有利于碎石颗粒排出体外,所以要鼓励患者多喝水;予体位排石,改变体位对碎石有一定帮助,肾下盏结石可采用头低位并叩击背部促进排石;较大结石碎石后短时间内大量碎石填充输尿管而发生石街,故治疗后患者不宜下床活动,而取患侧在下的侧卧位,使结石随尿液逐渐排出而不发生堵塞。

3. 尿路感染护理 碎石促使结石内部细菌大量释放进入尿液,诱发尿路感染及尿路梗阻。鼓励患者每日饮水3000ml以上,饮水可增加尿量、促进排石,利于尿路感染的预防;保持会阴清洁,温水清洗会阴每日2次;按医嘱使用抗生素,高热者给温水擦浴、冰袋降温或药物降温,及时擦汗、更衣、保持舒适。

4. 告知碎石后注意事项,配合治疗、预防结石复发的措施等。

情景3 手术前后护理

患者碎石治疗但效果不佳,拟在全麻下行左输尿管钬激光碎石术或左输尿管切开取石术。

问题5 如何进行行术前准备? 如何进行术前健康指导?

1. 立即做必要的检查化验,如血、尿常规。

2. 手术治疗,需做好术前准备。

(1)左腰部皮肤准备。

(2)备血。

(3)药物过敏试验。

(4)麻醉前用药。

(5)更换手术衣等。

3. 进行健康指导:

(1)简单介绍疾病,解释手术的名称、手术的必要性,手术前准备的内容,取得患者的配合。

(2)告知麻醉的方法和麻醉中的注意事项,解除患者的紧张。

(3)告知患者术前不能进食、进水,并解释原因,防止术中发生意外。

(4)告知患者术中的注意事项,需要的配合等。

问题6 手术后带输尿管旁引流管、导尿管各一根回病房,如何护理该患者?

1. 安置患者体位 患者麻醉完全清醒前去枕平卧头偏向一侧,完全清醒后取半卧位。

2. 观察病情 定时测生命体征,观察患者神志、面色的变化,检查切口有无渗血,有无腹胀,了解肛门排气、排尿、排便等情况。

3. 指导患者正确的活动 没有早期活动禁忌证者,告知早期活动的重要性,并协助患起床、翻身,24小时后病情允许可以离床活动。

4. 告知禁食的理由和时间,指导患者进食的时间和进食的注意事项。

5. 妥善固定引流管,防止引流管扭曲、折叠、受压,定时更换引流袋,检查引流液的量、颜色、性状并记录。

6. 观察术后有无腹胀、切口疼痛、外科热、恶心呕吐等术后不适。

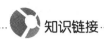知识链接

输尿管术后常见的并发症

1. 血尿　输尿管镜取石术后均有不同程度的血尿,不需特殊处理均可自愈。输尿管镜取石术后血尿一般与输尿管微小损伤有关,但血尿的程度并不与损伤程度成正比。

2. 输尿管穿孔　输尿管穿孔多发生于膀胱壁段和邻近结石处,发生的原因与下列因素有关:输尿管相对狭窄;输尿管镜从较宽处进进相对狭窄处易损伤输尿管黏膜,使输尿管镜从损伤处穿出;邻近结石处输尿管炎症及肉芽使该处组织变脆,易受损伤。

3. 空气栓塞　经输尿管手术过程中空气会进入组织细胞内,空气泡进入血液循环后会栓塞于某些器官的小血管内,造成该器官的功能障碍,严重者可危及生命。

情景4　出院护理

住院第6天,T 36.8℃,R 18次/分,P 84次/分,BP 126/70mmHg。神志清楚,精神状态良好,病情好转,尿液中可见细沙样结石排出,准备出院。

问题7　你是责任护士,应如何为该患者做好出院指导?

1. 控制钙的摄入量　肾结石患者要注意控制钙的摄入量。根据结石成分限制豆制品、牛奶、海带、虾皮和芝麻巧克力、甜菜、芹菜、葡萄、青椒、香菜、菠菜、草莓和甘蓝等食物的摄入量。

2. 控制蛋白质的摄入量　蛋白质可导致人体尿酸增高,尿酸增高可引起肾结石。

3. 多喝水　每天饮水2000~3000ml以上;提高水分的摄取量,水能稀释尿液,并防止高浓度的盐类及矿物质聚积成结石,促进结石排出。

4. 戒烟、增加运动量(每天每次30分钟),监测体重。

5. 出院后随访时间　每3~6个月来院复诊或按医嘱定期随诊,配合办理出院手续。

(周秋英)

【思考与练习】

1. 泌尿系结石发生的原因有哪些?

2. 泌尿系结石如何做好预防,做哪些健康指导?

任务三　良性前列腺增生患者护理

患者,李先生,70岁,退休工人。患者进行性排尿费力10年,加重2周入院。患者10年前开始出现夜尿增多,每晚3~4次,2周前出现症状加重,出现排尿困难,伴有尿频、尿急、尿痛等膀胱刺激征和肉眼血尿而急诊入院。体格检查:神志清楚,T 36.6℃,P 82次/分,R 24次/分,BP 130/82mmHg。心肺(－),下腹部膨隆,耻骨上区触及充盈的膀胱脐下3指,有压痛,无反跳痛、肌紧张,叩诊浊音,肠鸣音3次/分,腰部无叩击痛,未及包块。入院后予留置导尿。直肠

指检,前列腺增大,腺体呈中度肿大,大于正常2~3倍,中央沟消失或略突出,突入直肠2~3cm;表面光滑,富于弹性。

辅助检查:

血常规: WBC 7.7×10^9/L, N 68%, RBC 4.5×10^{12}/L, Hgb 11.8g/L。

PSA测定: PSA增高。

尿常规: 红细胞+++。

B超检查: 前列腺增大,残余尿测定: 膀胱残余尿100ml。

膀胱镜检查: 可见膀胱颈部突出隆起,尿道内口变形。

IVU或膀胱尿道造影见膀胱底部抬高,有弧形密度减低阴影,后尿道长度增加。

尿流动力学检查: 最大尿流率降低,排尿期膀胱内压增高。

医疗诊断:

1. 良性前列腺增生

2. 尿潴留

情景1　入院护理

问题1　如何做好患者入院病情评估?

评估症状、体征和以往病史、评估过敏史,按跌倒评分评估患者的跌倒高危因子。

1. 男性,70岁,进行性排尿费力10年。

2. 排尿困难,伴有尿频、尿急、尿痛膀胱刺激征和肉眼血尿2周。

3. 腹部护理体检,下腹部膨隆,耻骨上区触及充盈的膀胱脐下3指,有压痛,叩诊浊音。

4. 无过敏史,无口服阿司匹林史,跌倒高危因子评分2分。

5. 正确留取血尿标本,配合医生做各项检查,进一步进行评估。

 知识链接

良性前列腺增生症临床表现

1. 尿频、尿急　最常见的症状是尿频,逐渐加重,尤其是夜尿次数增多。

2. 进行性排尿困难　主要表现为排尿缓慢、排尿费力,射尿无力,尿线细小,尿流滴沥,分段排尿及排尿不尽等。

3. 尿失禁(真性尿失禁)　尿频、尿急、尿痛。

4. 急性尿潴留　如有受凉、饮酒、劳累等诱因而引起腺体及膀胱颈部充血水肿,发生急性尿潴留。患者膀胱极度膨胀,疼痛,尿意频繁或者出现充溢性失禁(假性尿失禁)。

5. 血尿　出血量不等多为间歇性,偶有大量出血,血块充满膀胱,须紧急处理。

6. 肾功能不全症状　晚期由于长期尿路梗阻而导致两肾功能减退,表现为食欲不振、恶心、呕吐及贫血等。

7. 其他症状　由于长期排尿困难而依赖增加腹压排尿,可引起或加重痔,脱肛及疝等其他疾病发生。

问题2　患者目前主要护理问题是什么? 应采取哪些护理措施?

目前主要护理问题是: 排尿困难　与前列腺增生引起尿路梗阻有关。

[护理措施]

1. 安慰患者,鼓励患者积极配合治疗。

2. 做好导尿准备,根据患者实际情况,准备一次性导尿包。

3. 进行导尿宣教指导:

(1)简单介绍前列腺增生病因,发生排尿困难和膀胱刺激征的原因。

(2)解释导尿的必要性,向患者做好导尿的解释工作。

(3)告知患者导尿过程可能出现的不舒适,取得患者的配合。

(4)解释留置导尿管、引流管注意事项,解除患者的紧张。

(5)指导患者保持尿道口清洁,每天清洗会阴部、尿道口。

(6)多喝水,每天饮水2000~3000ml以上,保持足够尿量。

4. 做好导尿管护理:

(1)保持引流管妥善固定、引流通畅,无菌。

(2)每周更换引流管2次,有污染及时更换。

(3)准确记录尿量,了解肾功能。

(4)保持会阴部清洁,每天清洁会阴部,消毒会阴部、尿道口。

(5)每天检查导尿管的长度。

 知识链接

前列腺的解剖和作用

1. 前列腺的解剖位置 位于直肠前,底部紧贴膀胱颈部,包绕着后尿道(图4-2)。正常成年男性前列腺底部横径4cm,纵径3cm,前后径2cm,重20g,是男性最大的附属性腺。

前列腺分为五叶,即前、中、后和两侧叶。前列腺增生症主要在中叶和两侧叶。中叶增生常突入膀胱颈部,阻塞尿道内口引起排尿困难。两侧叶紧贴尿道侧壁,可以压迫、延长、扭曲尿道,导致排尿困难。

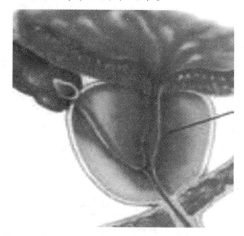 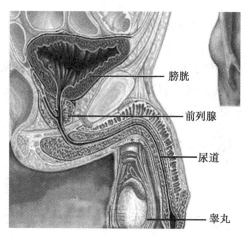

膀胱

前列腺

尿道

睾丸

图4-2 前列腺解剖

2. 前列腺的作用 前列腺分泌一种乳白色浆性液体,是精液的组成部分,内含有钠、钾、钙、氯、锌、镁、碳酸氢钠、柠檬酸盐、蛋白质和淀粉,还有酸性磷酸酶和前列腺特异性抗原。前列腺分泌液为碱性液体,使精液pH达7.3。可缓冲阴道酸性环境,适合精子的生存和活动,有利于受孕。

情景2 检查护理

该患者经过导尿、引流管护理后,病情稳定,于2周后拔除导尿管,2周后行前列腺穿刺活检检查。

问题3 如何做好前列腺穿刺活检的检查前准备?

1. 完善各种化验、检查,如血尿常规、出凝血时间,了解血小板、出凝血时间是否正常。

2. 会阴部皮肤温水清洗,特别是阴囊下方,保持会阴部皮肤干燥。

3. 做药物过敏试验,必要时做好普鲁卡因皮试。

4. 更换清洁患者衣裤。

5. 肠道准备 口服泻药,清洗肠道,排便。

6. 健康指导:

(1)简单介绍前列腺穿刺活检检查必要性、目的、方法、体位,取得患者的理解。

(2)告知指导穿刺活检过程中注意事项,解除患者的紧张。

(3)指导患者穿刺活检过程中配合方法,防止术中发生意外。

问题4 穿刺后观察内容有哪些?

1. 穿刺后观察患者的体温、脉搏、呼吸、血压,观察皮肤颜色、腹部症状及体征。

2. 观察患者的排尿情况,有无排尿困难、尿频、尿急、尿痛膀胱刺激征和血尿的程度。

3. 观察患者局部穿刺部位有无出血、血肿、感染,有无直肠出血。

问题5 穿刺后护理要点有哪些?

1. 按医嘱及时给药,给予止血药物,应用抗生素可以降低感染的发生几率。

2. 穿刺后当天少下床活动,卧床休息24小时,穿刺后2~3周内禁止做剧烈活动;保持会阴部皮肤清洁干燥,每天更换清洁衣裤,2~3天避免温水清洗,每天会阴消毒。

3. 若患者出现高热,正确留取血尿培养标本,予以物理降温、温水擦浴、遵医嘱使用药物降温。

4. 若有排尿困难,予以诱导排尿,效果欠佳,做好导尿准备,留置导尿。

5. 前列腺穿刺术后并发症中最常见的是出血,有血尿,血尿症状基本在一周内可以逐渐缓解,严重时尿液中伴有较多的血块,并出现头晕、脸色苍白、出冷汗,或持续高热,并伴会阴部疼痛,需及时处理。给予留置三腔导尿管,留置导尿后行膀胱冲洗,保持冲洗通畅。

6. 多喝水,每天饮水2000~3000ml以上,保持足够尿量。

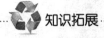 **知识拓展**

国际前列腺症状评分(IPSS)评分表

评分(0~5分),总分为0~35分(无症状至非常严重的症状)

在最近一个月内,您是否有以下症状?	无	五次中					症状评分
		少于一次	少于半数	大约半数	多于半数	几乎每次	
1. 是否经常有尿不尽感?	0	1	2	3	4	5	
2. 两次排尿间隔是否经常小于两小时?	0	1	2	3	4	5	

续表

在最近一个月内,您是否有以下症状?	无	五次中					症状评分
		少于一次	少于半数	大约半数	多于半数	几乎每次	
3. 是否曾经有间断性排尿?	0	1	2	3	4	5	
4. 是否有排尿不能等待(憋尿困难)?	0	1	2	3	4	5	
5. 是否有尿线变细现象?	0	1	2	3	4	5	
6. 是否需要用力及使劲才能开始排尿?	0	1	2	3	4	5	
7. 从入睡到早起一般需要起来排尿几次?	0	1	2	3	4	5	

症状总评分=增生严重程度判断:0~7分 轻度;8~19分 中度;20~35分 重度

情景3　手术前后护理

经过各种检查和准备,在全麻下行经尿道前列腺电切术。

问题6　如何进行术前准备及术前健康指导?

1. 完善各种化验、检查,如血尿常规、出凝血时间、血生化、肝肾功能,了解患者高血压病史、冠心病、脑血管意外病史,了解心肺功能。

2. 注意保暖,预防感冒,以防咳嗽,禁烟酒,忌刺激性食物如辣椒等。

3. 术前一日协助做好药物试验,配血,签好手术同意书、麻醉同意书。

4. 保持会阴部皮肤清洁干燥,备皮,温水清洗,特别是阴囊下方,更换清洁衣裤。

5. 肠道准备　口服泻药,清洗肠道,术前晚口服聚乙二醇电解质散剂(舒泰清)导泻,禁食12小时,禁饮6~8小时,排空大小便。

6. 健康指导:

(1)简单介绍尿道前列腺电切术的必要性、目的、方法,采取的卧位,解释手术的名称、手术的必要性,手术前准备的内容,取得患者的配合。

(2)告知患者麻醉的方法和麻醉中的注意事项,积极配合麻醉。

(3)告知、指导手术过程中注意事项,解除患者的紧张。

(4)告知患者术前不能进食、进水目的,解释原因,防止术中发生意外。

(5)告知患者术中的注意事项,需要的配合方法。

(6)准备好麻醉床。

问题7　术后如何护理?

1. 即刻护理:

(1)安置患者体位: 根据患者的麻醉方法选择平卧或半卧位,防止并发症的发生。

(2)病情稳定6小时后改半卧位,每2小时翻身拍背。

(3)给予面罩吸氧或双鼻塞吸氧,连接心电监护。

(4)测量脉搏、呼吸、血压、血氧饱和度、中心静脉压。

(5)检查中心静脉插管的深度,局部有无渗血、肿胀,输液是否通畅,镇痛泵的长度。

(6)连接各个引流管,保持引流通畅,给予0.9%生理盐水膀胱冲洗。

（7）手术后注意事项宣教。

1）禁食目的和时间,禁食1~2天,接受静脉补液治疗,维持水电解质的平衡。

2）如何配合做好导管管理。

3）心电监护的作用、使用氧气的目的。

4）膀胱冲洗的目的和作用。

5）翻身的目的,每1~2小时翻身一次。

2. 术后护理

（1）观察病情:定时测生命体征,观察患者神志、面色、切口、腹胀、排尿排便等情况,每小时观察记录心电监护,了解心率、心律、血氧饱和度、中心静脉压变化。

（2）观察术后有无腹胀、切口疼痛、外科热、恶心呕吐等术后不适。

（3）观察引流管引流液的颜色、量,定时更换引流袋,保持引流管引流通畅。

（4）保持膀胱冲洗通畅,观察膀胱冲洗液的颜色,正确计算膀胱冲洗进出量,准确记录尿量。

（5）指导患者正确的活动:没有禁忌证者,告知早期活动的重要性,并协助患者早期活动,协助床上活动起床、翻身,下床活动。

（6）指导患者进食的时间和进食的注意事项:告知禁食的原因和时间,进食的注意事项。

（7）术后2~3天无明显腹胀可进流质饮食,并逐渐改为半流质饮食或普食;腹胀时可进行腹部热疗、腹部按摩,腹胀明显时可进行肛管排气或接受胃肠减压;适当进食香蕉、蜂蜜等,保持大便通畅。

（8）留置导尿期间应保持引流管通畅,加强尿道口护理,一般3~5天后无明显肉眼血尿即可拔除。

（9）对拔除导尿管后出现暂时性尿失禁患者,指导患者进行盆底肌肉锻炼,进行收缩肛门锻炼,每日4~5次,每次20次。

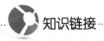 **知识链接**

前列腺电切综合征(TURS)

1. 是经尿道前列腺电切术(TURP)最严重的并发症之一。TURS是指TURP术中冲洗液经手术创面大量、快速吸收所引起的以稀释性低钠血症及血容量过多为主要特征的临床综合征。

2. 临床表现为术中不明原因的高血压、低血压、心动过缓、恶心呕吐、烦躁、胸闷、胸痛等,结合电解质检测,Na^+<125mmol/L(低钠血症),排除其他原因即可确诊。

3. 对TURS的早期诊断和早期干预尤为重要,术中应加强监测,包括中心静脉压及血气监测,术中低压灌洗,控制液体入量等。TURS的治疗:首先立即采取利尿、脱水、补充高渗氯化钠及对症处理。

情景4 出 院 护 理

该患者住院第12天,评估患者: T 36.5℃, R 20次/分、P 74次/分、BP 120/80mmHg。神志清楚,精神良好,导尿管拔除后自解小便,轻度肉眼血尿,准备出院。

问题8 你是责任护士,应如何为该患者做好出院指导?

1. 观察尿色、尿液性质和量,如出现血尿及排尿不适及时回院复诊。

2. 鼓励患者多饮水,及时排尿勿憋尿。

3. 保持心情愉快,适当参加体育锻炼,避免重体力劳动和剧烈活动,注意劳逸结合。

4. 加强营养,予以高蛋白、富含维生素、高热量、易消化食物,如蛋类,牛奶类等,禁烟酒,忌刺激性食物。

5. 多吃香蕉、粗纤维等食物,保持大便通畅。

 知识拓展

前列腺癌诊疗指南

Gleason评分:按照切片中占主要成分的结构类型和占次要成分的结构类型的分型评分二者相加得到一个数值,即为Gleason评分。

采用的是Gleason分级系统,其分级方法是:

(1)根据腺体结构分化程度分为5个生长类型定为1~5型,分化程度依次降低。

(2)预后最好的为1型(记为1分),反之5型最差(记为5分)。

(3)如果只有一种结构类型,分型评分乘以2即为得分,所以Gleason评分系统分为2~10分9个等级。

(4)Gleason10级计分是以5级分类为基础,将占肿瘤主要成分的级数与占次要成分的级数相加,分化最好的癌为1+1=2级;分化最差的癌为5+5=10级;高分化2~4分;中分化5~7分;低分化8~10分。

Gleason5+3=8级和3+5=8级其含义和预后是不同的。

(周秋英)

【思考与练习】

1. 如何做好前列腺增生的三级预防?

2. 前列腺手术后如何防止前列腺窝出血?

运动系统疾病患者护理

任务一　常见四肢骨折患者护理

患者,李某,男性,68岁,初中学历,工人。车祸致患者右前臂及双下肢疼痛、活动受限3小时入院。患者3小时前骑三轮车时被汽车撞倒,有短暂昏迷史,自觉右腕部、右大腿及左髋部疼痛,不能站立行走,右大腿有一创口,出血较多。伤后无呼吸困难,无头晕及恶心呕吐,无腹痛。

入院检查:神志清楚,双侧瞳孔0.25cm,等大等圆,对光反应灵敏,胸廓无挤压痛,腹部平软,无压痛、反跳痛及肌紧张。T 37.4℃, P 102次/分, R 22次/分, BP 100/65mmHg。骨科专科检查:右腕部呈"枪刺刀样"畸形,局部肿胀,腕关节活动障碍;右大腿中下段畸形,反常活动存在,右大腿外侧有一长约12cm不规则创口,可见骨折断端,出血多;左髋部及腹股沟处有压痛,活动受限,局部肿胀不明显,左下肢屈曲、短缩、内收、外旋,纵向叩击痛(+)。

辅助检查:

右腕关节正侧位X线示:右桡骨远端近似横行骨折线,骨折远端向桡、背侧移位,近端向掌侧移位,略有重叠。

右股骨正侧位X线示:右股骨干中下1/3向前移位。

左髋关节正位X线片示:左股骨颈骨折(经颈型)(图5-1)。

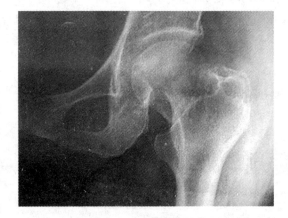

图5-1　左股骨颈骨折

医疗诊断:

1. 右桡骨远端伸直型骨折(Colles骨折)

2. 右股骨中下1/3骨折

3. 左股骨颈骨折(经颈型)

情景1　入院护理

患者右大腿创口在急诊室清创缝合后夹板固定,右前臂及右腕石膏托固定,经过相应的辅助检查后送入病房。遵医嘱持续鼻导管吸氧2L/min,心电监护,破伤风(TAT)1500U肌注,予头孢呋辛、血凝酶（巴曲亭）及对症支持治疗。

问题1　如果你是病房护士，如何做好入院评估？

1. 一般资料评估　询问外伤史及曾患疾病、过敏史等。

2. 生命体征评估　评估患者的神志、瞳孔、生命体征及氧饱和度。

3. 专科评估　观察患者右大腿创口敷料有无渗血；右上肢石膏托的松紧度及石膏周围的皮肤情况；评估肢体的肿胀程度和右上肢、双下肢肢体末端血液循环、感觉、活动是否正常。

4. 其他脏器评估　评估患者胸腹部情况，如胸廓有无挤压痛，腹部是否平软，有无压痛、反跳痛，以防迟发性出血。评估外伤后排尿排便情况。

问题2　若该患者TAT皮试结果提示阳性，可如何处理？

给予脱敏法注射：将TAT分为四次注射，即0.1ml、0.2ml、0.3ml、0.4ml原液每次分别用生理盐水0.9ml、0.8ml、0.7ml、0.6ml稀释至1ml给予肌内注射，每次注射后观察20分钟，无反应即注射下一次。如出现过敏性症状，立即停止注射TAT，予以抗过敏治疗。

问题3　患者石膏固定如何护理？如何指导患者石膏固定后肢体的功能锻炼？

1. 石膏固定的护理：

（1）抬高右上肢，石膏完全干燥前暂制动，如要搬动患肢，用手掌平托，勿将棉被及衣物覆盖于石膏托上，以防石膏中的水分不易蒸发而延长干燥时间；勿用手抓捏石膏托，以防石膏内凸压迫皮肤引起压疮；注意观察石膏周围皮肤有无红肿、受压。

（2）观察右上肢肢体末端血液循环、感觉、活动和石膏的松紧度及肢体的肿胀程度，以防发生骨筋膜室综合征。

（3）观察患肢的疼痛情况：骨折引起的疼痛会随着复位和固定逐渐减轻，如疼痛持续进行性加重，则要注意骨筋膜室综合征的发生。在未明确疼痛原因前，切勿随意使用止痛药。

2. 功能锻炼　石膏干燥后指导患者主动进行右上肢肌肉等长收缩锻炼和手指的屈伸活动。等长收缩的锻炼方法：肌肉收缩10秒，放松10秒，10次为一组，一天至少做10组。

知识链接

破　伤　风

破伤风系由破伤风杆菌的感染所致。破伤风杆菌属革兰阳性产芽胞性厌氧菌，潜伏期长短不定，通常为7~8天。

临床表现：首发运动性症状常为牙关紧闭，痉挛性"苦笑"，角弓反张性痉挛。

处理原则为：消除毒素来源、中和游离的毒素、控制和解除痉挛、防治并发症。

主要护理措施：观察病情变化；病房安静、遮光；注意消毒隔离；保持呼吸道通畅；高蛋白、高热量、高维生素饮食；注意看护，防止外伤发生；人工冬眠护理。

情景2　牵　引　护　理

医嘱行右下肢胫骨结节牵引。协助医生在局麻下行右下肢胫骨结节牵引术，牵引重量8 kg（图5-2）。

问题4　该患者术后行胫骨结节牵引,如何进行护理?

1. 维持有效血液循环　注意观察右下肢肢体末端血液循环、皮肤感觉及活动情况,如有踝关节背伸受限或障碍,足背及小腿外侧皮肤感觉麻木或消失,有可能为腓总神经损伤。

2. 保持有效牵引　①患者平卧时需保持躯干伸直,骨盆放正,两者处于中轴线位置,右下肢置于布朗氏架上,呈中立外展位放置,牵引方向与近端肢体成一条直线;②适当抬高床尾;保持牵引锤悬空;不可随意增减秤锤重量;定期测量患肢与健侧肢体的长度,以防过度牵引或牵引力度不够,便于及时调整;③勿随意放松牵引绳;勿将被子直接压迫牵引绳,以防影响牵引效果(图5-2)。

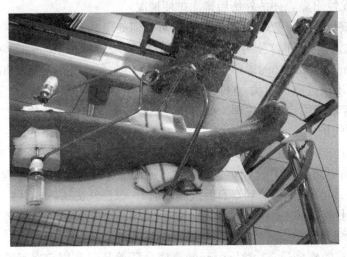

图5-2　胫骨结节牵引

3. 足后跟处垫毛巾,避免压迫时间过长致足后跟发生压疮。

4. 观察针孔有无红肿渗液,75%酒精滴针孔处预防感染,每日两次。观察牵引针有无滑移,如有滑移,须报告医生,消毒牵引针后调节至对称位置。

5. 指导患者右下肢肌肉等长收缩锻炼和踝关节背伸、跖屈运动;协助髌骨被动推移,防止膝关节僵硬。

　知识链接

牵引的种类

牵引的种类包括:

(1)皮肤牵引:①胶布牵引,常用于3岁以下的孩子,牵引重量以臀部离床面一拳为准;②海绵带牵引,牵引重量不超过5kg。

(2)兜带牵引:①颌枕带牵引:用于颈椎骨折、脱位及颈椎病等,牵引重量<5kg;②骨盆牵引:用于腰椎间盘突出症,牵引重量不超过10kg;③骨盆兜悬吊牵引:用于骨盆骨折,牵引重量以臀部离床面5cm为宜。

(3)骨牵引:①颅骨牵引,牵引重量为体重的1/12,常用于颈椎骨折或脱位;②股骨髁上牵引,牵引重量为体重的1/7,常用于股骨中上段骨折;③胫骨结节牵引,牵引重量为体重的1/7,常用于股骨中下段骨折;④跟骨牵引,牵引重量为体重的1/12,常用于胫腓骨骨折。

问题5 牵引过程中如何预防腓总神经损伤?

1. 根据患者的骨折情况和体重选择合适的牵引重量(股骨髁上牵引和胫骨结节的重量为体重的1/7),防止重量过重,患肢相对延长,使腓总神经牵拉造成损伤。

2. 患肢保持中立外展位,避免外旋,防止腓总神经受压,若超过5小时,致使受压迫的神经长时间处于过度紧张状态,易发生神经麻痹导致腓总神经损伤。

3. 腘窝处垫软毛巾,架空腓骨小头,防止腓总神经受压损伤,导致足下垂(图5-3)。

4. 观察肢体远端的活动和皮肤的感觉情况。如为皮肤牵引患者,经常检查皮肤牵引带有无下滑、外固定有无松动移位及腓总神经区域皮肤有无受压,如有异常及时进行调整。

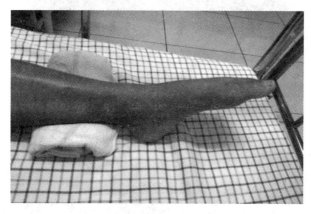

图5-3 足下垂

情景3 并发症护理——骨筋膜室综合征

患者入院后10小时,主诉右前臂疼痛难忍,呈持续进行性加重,查体: 右前臂及右手指肿胀明显,手指不自觉的呈屈曲状,被动活动时疼痛加重,皮温凉,皮肤感觉较左侧迟钝。

问题6 患者可能出现了什么并发症? 如何判断患者出现该并发症?

患者可能出现了骨筋膜室综合征。主要从以下几个方面来判断:

1. **症状** 疼痛及活动障碍是主要症状。其中疼痛呈持续性、进行性加剧,为最早出现的症状。原发伤引起的疼痛,可通过复位和固定使疼痛逐渐减轻,而肌肉缺血引起的疼痛,表现为受累肌肉被动牵拉痛或肢体远端痛。

2. **体征** 肿胀、压痛及肌肉被动牵拉痛是其重要体征,触诊可感到皮肤表面张力增高,远侧脉搏和毛细血管充盈时间正常。

以上症状、体征是早期表现,若不及时处理,缺血将继续加重,发展为缺血性肌挛缩和坏疽。缺血性肌挛缩的五个主要临床表现可归纳为五个"P"字:①由疼痛转为无痛(painpainless);②苍白(pallor)或发绀、大理石花纹等;③感觉异常(paresthesia);④肌肉瘫痪(paralysis);⑤无脉搏(pulselessness)。

问题7 一旦确诊骨筋膜室综合征,应该采取哪些护理措施?

1. 立即松解石膏托,停止抬高患肢,避免热敷、按摩,以免加重肌肉缺血缺氧,加速组织坏死。

2. 在确诊骨筋膜室综合征的前提下,可遵医嘱适当使用镇痛药。

3. 遵医嘱使用脱水消肿药物如甘露醇、呋塞米(速尿)、地塞米松等。

4. 做好术前准备,宣教禁食禁饮、协助更换手术衣裤等,急诊行骨筋膜室切开减压术(图5-4)。

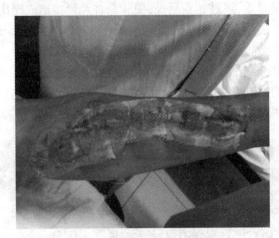

图5-4　骨筋膜室切开减压术后

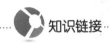 知识链接

骨筋膜室综合征

骨筋膜室综合征是由骨、骨间膜、肌间隔和深筋膜形成的骨筋膜室内肌肉和神经因急性缺血、缺氧而产生的一系列早期的症状和体征。多见于前臂掌侧和小腿。

骨筋膜室综合征病因:①骨筋膜室容积减小:外包扎过紧;局部压迫。②骨筋膜室内容物体积增加:由创伤、骨折引起的血肿和组织水肿。

骨筋膜室综合病理生理:筋膜室的室壁坚韧而缺乏弹性,当骨筋膜室的容积骤减或室内容物体积骤增,则骨筋膜室内的压力急剧增加,阻断室内血液循环,使骨筋膜室内的肌肉和神经组织缺血缺氧。肌肉组织缺血后,毛细血管通透性增加,大量渗出液进入组织间隙,形成水肿,使骨筋膜室内压力进一步增加,形成缺血-水肿-缺血恶性循环。

情景4　并发症护理——脂肪栓塞综合征

患者行右前臂骨筋膜室切开减压术后返回病房,右上肢敷料包扎干燥,肢体末端血液循环、感觉、活动正常。入院第1天,患者突然出现意识模糊,呼吸困难,皮氧饱和度86%,T 38.5℃,P 130次/分,BP 92/54mmhg,立即予头颅CT检查,未见明显异常;X线示:双肺弥漫性密实影呈暴风雪样改变。

问题8　根据患者的病情,你考虑患者可能出现了什么并发症? 依据是什么?

考虑患者发生了脂肪栓塞综合征。

依据:

1. 患者股骨骨折为长骨、管状骨骨折,且合并右桡骨、左股骨颈骨折,为多发骨折。

2. 患者血压偏低、心率快,考虑血容量相对不足。

3. 患者突然出现肺和脑的表现,而头颅CT检查未见明显异常,可以排除脑部疾病;X线提示:双肺弥漫性密实影呈暴风雪样改变。

综合以上考虑,患者发生了脂肪栓塞综合征。

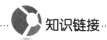 **知识链接**

脂肪栓塞综合征

脂肪栓塞综合征概念:成人长骨骨折时,由于骨髓腔被破坏,骨髓内的脂肪栓子进入骨折周围的血肿内,当局部压力增加时脂肪滴被挤入破裂的静脉窦,随着血液循环,阻塞肺脑心肾等脏器,因而引起一系列临床表现。

脂肪栓塞综合征临床表现:①呼吸系统症状:主要表现在呼吸困难、咳嗽、咳痰(经常有血性),典型肺部X线可见全肺出现"暴风雪"状阴影;②神经系统:主要表现在烦躁不安、谵妄、嗜睡、昏迷等意识进行性障碍,并伴头痛、不安、失眠、兴奋及体温调节障碍(高热)等脑缺氧和植物神经功能紊乱症状;③循环系统:常表现为脉搏突然增快(每分钟增加20~100次),继而心律不齐、心音遥远、血压骤降并伴有心绞痛;④皮下出血:可在伤后2~3天出现,双肩前部、锁骨上部、前胸部、腹部等皮肤疏松部位出现,也可见于结膜或眼底;⑤发热:多在38℃以上,发生在创伤后48小时内,并与脑症状同时出现。凡超出创伤应激和创伤后感染范围的难以解释的突发性高热,常提示有脂肪栓塞发生。⑥泌尿系统:肾脂肪栓塞时可在尿内检出直径10~20 μm的脂肪滴。

问题9 作为主管护士,应该立即采取哪些护理措施?

1. 立即建立两路静脉通路,纠正休克,补充有效循环血容量,在维持血容量充足的情况下控制输液速度,以防加重肺、脑水肿。

2. 持续面罩高流量吸氧,6~8L/min,保持呼吸道通畅,如患者皮氧饱和度不能升高,改气管插管或呼吸机辅助呼吸。

3. 患肢制动,躯体尽量减少搬动,协助翻身时动作轻柔,以防栓子脱落,引起新的部位栓塞。

4. 头部冰帽降温,以减少耗氧量,保护脑组织。

5. 遵医嘱使用:

(1)肾上腺皮质激素如地塞米松,降低毛细血管通透性,减少肺间质水肿,稳定肺泡表面活性物质的作用,并减轻脑水肿。

(2)右旋糖酐40(低分子右旋糖酐):有助于疏通微循环,还可预防和减轻严重脂肪栓塞综合征所并发的弥散性血管内凝血。

(3)白蛋白及脱水利尿剂的使用,以减轻组织水肿。

(4)抑肽酶:降低骨折创伤后一过性高脂血症;可以对抗血管内高凝和纤溶活性。

6. 病情观察:

(1)定时监测患者生命体征、皮氧饱和度及血气分析情况。

(2)观察患者的神志、瞳孔及皮肤有无出血点,观察24小时尿量。

7. 饮食宣教:低脂饮食,避免进食脂肪餐。

情景5 全髋置换术前护理

患者经过抢救,于入院后第4天撤去呼吸机,神志清楚,生命体征及血氧饱和度稳定,右前臂切开减压处切口已拆线,愈合好,仍石膏托固定,肢体末端血液循环、感觉、活动正常。右大腿创口多次分泌物培养无细菌生长,入院后第8天予行右股骨骨折加压钢板内固定术,术后14天拆线,切口愈合好。入院后第23天,医嘱拟行左全髋关节置换术。

问题10 如何进行全髋关节置换术前护理评估和术前准备?

1.评估患者有无口腔、泌尿系统及皮肤等通过血源性感染的疾病;评估患者体温、血沉、血常规等指标是否正常及右前臂、右大腿切口的愈合情况。

2.评估患者的心理状况并给予相应的心理疏导。

3.皮肤准备 术前三天每日肥皂水清洗左髋部皮肤。

4.术前排空大便。

5.告知家属准备下肢抬高垫一只,以便术后抬高患肢;梯形垫(或大靠垫)一只,术后夹于两腿之间,避免患肢内收;三角翻身垫一只。

6.指导患者深呼吸及有效咳嗽的练习;指导患者双下肢肌肉等长收缩锻炼和踝关节背伸跖屈活动。

情景6 全髋置换术后护理

患者在硬膜外阻滞麻醉下行左全髋置换术后返回病房,生命体征平稳,带入左髋部切口引流管和导尿管各一根。

问题11 术后如何将患者搬运至床上?如何安置患者体位?

术后搬运患者的过程中容易导致髋关节脱位,因此需三人将患者的髋部和患肢固定在同一水平线上平托至床上:患者的左右两侧各一人,一手托肩背部,一手托髋臀部,第三人一手托患肢的大腿,一手托小腿保持患肢的外展位。根据患者的麻醉方式选取合适的体位,患肢予抬高垫抬高,外展30°中立位放置,两腿之间夹梯形垫,防止患肢内收导致脱位。

问题12 术后主要有哪些早期并发症?如何预防?

1.感染 观察患者的体温和切口局部有无红、肿、热、痛,保持敷料清洁干燥及引流管通畅,定时挤捏管道,观察引流液的量、色、性状。

2.下肢深静脉血栓 观察患肢肢端血液循环、感觉、活动及肢体的肿胀情况,术后即予患肢向心性按摩;麻醉恢复后指导患者早期进行股四头肌肌肉等长收缩和踝关节活动;患肢每日使用气压循环机治疗。

3.脱位 术后患肢放置于外展30°中立位,两腿之间夹梯形垫;避免患侧卧位;放置便盆时屈右膝抬臀。注意:便盆须从健侧臀部塞入。

问题13 术后如何指导患者进行功能锻炼?

1.术后麻醉恢复 指导患者踝关节背伸跖屈运动,每个动作保持10秒。

2.术后1~3天 股四头肌、臀肌等长收缩锻炼,每个动作保持5~10秒,每天至少100次;屈膝屈髋运动,屈髋角度小于45°;直腿抬高运动时足跟离床面约20cm,停顿2~5秒;坐起训练时,逐渐摇高床头。

3.术后4~7天 助行器或拐杖不负重行走逐步过渡到部分负重。助行器行走方法:先将助行器放在身体前20cm处,先迈出手术腿,再将健肢跟上,如此循环。

4.下床方法 下床时先移到健侧的床边,健侧肢体先移下床,患侧肢体保持外展位跟着移到床边,家人协助健侧肢体着地后站立,患肢也逐渐离开床着地(不负重),上床时按相反方向进行。

情景7　并发症护理——感染

患者行左髋关节置换术后第11天,左髋部活动后感疼痛,切口周围红肿,皮温高,切口有较多黄色浓稠渗液,体温在38.3~39.0℃之间,血常规:WBC 13×10⁹/L,快速CRP:1mg/L,ESR 76mm/h,切口分泌物培养示:金黄色葡萄球菌+,红细胞+。

问题14　根据病情,患者可能出现什么并发症? 应该采取哪些护理措施?

患者可能出现髋关节置换术后感染。应采取的护理措施:

1. 安慰患者,做好心理护理。

2. 观察切口周围有无红肿、敷料是否干燥,如有渗出及时更换。

3. 关注患者的体温变化和实验室检查。

4. 观察药物疗效及不良反应,做好口腔护理。

患者经磺苄西林钠、头孢曲松钠二联抗生素使用后体温维持在38.0~38.5℃之间,ESR 116mm/h,切口仍有较多黄色渗液。医嘱行左髋关节扩创冲洗术。3小时后患者返回病房,神志清楚,左髋部切口敷料包扎干燥,两条普通引流管在位通畅,引流出淡血性液体。

问题15　如果你是责任护士,应如何做好术后护理?

1. 观察患者的生命体征、水电解质平衡及全身营养状况。

2. 遵医嘱生理盐水500ml+庆大霉素4万U持续关节腔冲洗,起始速度宜快,逐渐减慢速度,如发现滴入不畅或引出困难,考虑是否管道扭曲、堵塞,应及时给予挤捏和处理;观察切口引流液的量、色、性质并记录,保持冲洗液进出量的平衡。

3. 切口引流袋每日更换,严格无菌操作。

4. 鼓励患者左下肢肌肉等长收缩锻炼和膝、踝关节活动。

5. 患者处于消耗状态,鼓励患者进食高热量、高蛋白、高维生素、易消化食物。

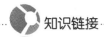 **知识链接**

化脓性关节炎和髋关节置换术后感染区别

化脓性关节炎是指细菌引起的关节滑膜感染。好发于膝关节和髋关节。常见致病菌是金黄色葡萄球菌和溶血性链球菌。感染途径:①血源性,身体其他部位的化脓性病灶如疖、痈等致病菌经血液循环到达关节滑膜引起感染;②创伤性,如关节内开放性骨折;③邻近骨端化脓性病灶穿破骨皮质引起感染。临床表现:关节处有红肿、疼痛、皮温升高,关节活动即有剧痛。髋关节因有较深、厚的肌肉,早期皮肤无改变,局部软组织肿胀,关节处于屈曲、外展、外旋位,以减轻疼痛。

髋关节置换术后早期感染具有典型的关节急性感染表现,如疼痛、积液、红斑、关节部位发热,全身发热见于毒性较强的细菌感染,如金黄色葡萄球菌和革兰氏阴性杆菌。

迟发性感染(低度感染)患者出现轻微的症状体征,如假体松动、持续性关节疼痛,致病菌通常是低毒细菌。

晚期感染主要为血源性传播或种植,致病菌常来自皮肤、呼吸道、牙齿和尿道感染。

情景8 出院护理

入院23天,患者生命体征正常,右前臂石膏托固定,肢体末端血液循环、感觉、活动正常。左髋关节腔停止冲洗后,分泌物培养阴性,切口已拆线,愈合好。医嘱予以出院。

问题16 如果你是责任护士,如何为该患者做好出院指导?

1. 右上肢避免负重;右前臂石膏托勿自行拆除,保持石膏托的清洁干燥;如石膏托变形或断裂回院重新固定。

2. 关节置换后3个月内避免患侧卧位,最初6个月避免下蹲拾物,髋关节屈曲不能超过90°。

3. 上楼梯时先将健肢迈上台阶,再将手术肢体迈上台阶,下楼梯时先将双拐移到下一台阶,再将手术肢体迈下台阶,最后将健肢迈下台阶。

4. 禁止盘腿、坐矮凳、矮沙发及跷二郎腿。要坐较高的椅子,以膝关节不超过髋关节为原则。

5. 坐位时尽量靠坐有扶手的椅子,防止髋关节脱位。转身时要整个身体转动,不要只转动上身,不要弯腰屈髋拾物。指导患者正确更衣(如穿裤时先患侧后健侧)、穿袜子(伸髋屈膝进行)、穿鞋(穿无须系带的),术后3~6个月,避免提取和运送重物,6个月后可进行简单的活动,如散步、慢走等。

6. 预防及控制感染 对拔牙或插尿管等有可能造成感染的任何手术或治疗措施应及时预防,防止细菌通过血液传播导致关节感染。

7. 避免体重增加,戒烟酒。

8. 如出现髋臀部或大腿放射性疼痛,有可能是出现假体松动塌陷,须及时回院复诊。

9. 术后1、2、3、6个月、1年回院定期复诊。

(范忆蓉)

【思考与练习】

1. 腓总神经的解剖位置及损伤时的临床表现是什么?

2. 牵引有哪些并发症,应如何预防?

任务二 骨盆骨折患者护理

宋某,男性,44岁,初中学历,民工。高处坠落致左髋部、腰骶部疼痛2小时入院。患者2小时前在工地干活时从5米高处坠落,当时即感左髋部、腰骶部剧烈疼痛,左髋关节活动受限,患者无昏迷史,无恶心呕吐和胸闷气闭。伤后大小便均未解。由"120"救护车送入我院就诊。急诊摄片后拟"骨盆骨折"收入骨科病房。

查体: T 36.5℃, R 20次/分, P 110次/分, BP 90/58mmHg,神志清楚,急性痛苦貌,腹稍胀,腹软,无压痛、无反跳痛,会阴部肿胀,可见皮下瘀斑,左髋关节活动受限,左腰部、左骶尾部压痛,骨盆分离试验、骨盆挤压试验阳性,双下肢肢端血运、活动、感觉正常。

辅助检查: 急诊B超示: 盆腔少量积液,腹膜后血肿。骨盆平片: 双侧耻骨上下支骨折,左骶髂关节分离。急诊血常规示: RBC 2.7×10^{12}/L, Hct 29%, Hgb 87g/L。

医疗诊断: 骨盆骨折(C1型)

情景1 入院护理

该患者由"120"救护车送入我院急诊室,立即予补液治疗,行骨盆平片、腹部B超、血常规等检查后送入骨科病房。患者神志清楚,精神软弱,面色苍白,测生命体征: T 36.2℃, R 22次/分, P 120次/分, BP 86/54mmHg。

问题1 如果你是病房护士,如何接待和护理该患者?

1. 将患者放置于平板担架上移至病床。如无平板担架,需由3~4人一起将患者骨盆处用大床单包裹或使用骨盆兜带平抬至病床。尽量减少搬动,以免增加出血。

2. 予平卧位;注意保暖。

3. 评估患者的病情变化。

4. 保持呼吸道通畅,吸氧6~8L/min;心电监护,每15分钟测一次血压。

5. 开放两条静脉通路,选择上肢或颈部较粗大的静脉。加快输液速度,晶胶并重、先快后慢。

6. 遵医嘱采集血标本,如血型、交叉配血及手术前血清学检查、出凝血时间,及时复查血常规。

7. 做好病情观察,如神志、生命体征、中心静脉压及腹部情况,观察尿液性状、颜色、量,准确记录尿量。如出现异常情况及时报告医生。

8. 安慰患者,做好心理护理和疼痛护理。

问题2 该患者需要重点评估的内容是什么?

该患者需要重点评估的内容:

1. 神志、瞳孔、生命体征有无改变。

2. 疼痛部位及程度有无加重;腹部有无压痛、反跳痛。

3. 排尿是否正常及四肢活动感觉情况。

 知识链接

骨盆骨折分类

骨盆骨折分类较多种,临床上常用的是Tile分类法:

1. A型 为稳定骨折,骨盆后环完整的骨盆前环、骨盆边缘或骶尾骨骨折。
　　(1)A1型:撕脱性骨折及耻骨支骨折或坐骨支骨折。
　　(2)A2型:稳定的髂骨翼骨折或轻度移位的骨盆环骨折。
　　(3)A3型:未累及骨盆环的骶骨或尾骨横断骨折。

2. B型 为部分稳定性骨折,骨盆的前后环均损伤,骨盆的旋转不稳定,垂直稳定。
　　(1)B1型:分离型骨折,外旋不稳开书样。
　　(2)B2型:侧方挤压型损伤,半侧骨盆内旋不稳定。
　　(3)B3型:双侧B型损伤。

3. C型 旋转与垂直均不稳定骨盆骨折
　　(1)C1型:单侧损伤失稳。
　　(2)C2型:双侧损伤失稳。
　　(3)C3型:双侧C型损伤。

情景2 并发症护理

患者入院后半小时测T 36.1℃, R 26次/分, P 126次/分, BP 78/50mmHg,并出现腹胀加重。

查体: 膀胱区稍膨隆, 腹部轻压痛, 无反跳痛, 伤后大小便仍未解, 遵医嘱予留置导尿, 导尿管中引流出淡红色血性尿液。急诊床边腹部B超示: 盆腔少量积液, 腹膜后血肿较前增大, 左肾周包膜少量积液。

问题3 结合上述临床表现, 该患者可能出现什么并发症?

可能出现以下并发症:

1. 出血性休克 患者搬运后出现的骨折处进行性出血, 腹膜后血肿增大。

2. 泌尿系损伤 肾脏损伤。

问题4: 如何做好并发症的观察与护理?

1. 出血性休克 严密观察生命体征、中心静脉压及尿量变化, 积极抗休克处理; 如抗休克处理后仍出现血压进行性下降, 可考虑行骨盆外固定架固定以稳定骨折端, 减少出血。

2. 腹膜后血肿 严重者可发生休克。严密观察腹痛、腹胀情况, 有无腹膜刺激征、肠鸣音减弱等, 应尽量减少搬动。

3. 膀胱尿道损伤 观察患者有无血尿、排尿困难或少尿、无尿, 膀胱破裂时, 尿液流入腹膜腔可出现腹膜刺激征, 导尿时无尿液流出。尿道损伤多见于男性患者。

4. 直肠肛门损伤 观察有无肛门出血、疼痛, 必要时做直肠指检和禁食, 遵医嘱应用抗生素预防感染, 若行结肠造口术做好相应护理。

5. 神经损伤 观察患者会阴部、下肢的麻木情况及有无肢体运动障碍, 如有关节功能障碍, 应将肢体功能位放置, 及早指导患者功能锻炼。

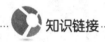 **知识链接**

骨盆骨折治疗原则

首先处理休克和各种危及生命的合并症, 再处理骨折。

1. 非手术治疗 如骨盆环稳定的骨折; 骨盆环两处损伤而失稳, 但影像学上无或轻微移位; 早期救治经卧床休息, 牵引治疗后影像学证明复位满意者; 有手术禁忌证者。

(1) 卧床休息 根据损伤程度卧硬板床3~4周, 以保持骨盆的稳定。

(2) 复位与固定 不稳定骨折可用骨盆兜悬吊牵引、髋人字石膏、骨牵引等方法达到复位和固定的目的。

2. 手术治疗

(1) 外固定架固定 用于不稳定骨折患者急诊时控制出血和临时固定, 减轻疼痛, 便于制动和搬运, 防止继发损伤; 用于某些类型的骨盆骨折维持复位的最佳方法; 为患者在创伤后早期更舒适及为后期开放复位内固定创造条件。

(2) 切开复位钢板内固定 经非手术治疗后, 骨折移位 > 1cm, 耻骨联合分离 > 3cm, 累及髋臼的移位骨折及多发伤。

情景3 术 后 护 理

患者积极做好术前准备后在全麻下行骨盆骨折外固定术, 术后平车送回病房, T 36.1℃, R 22次/分, P 102次/分, BP 96/62mmHg, 骨盆外固定架固定, 针道周围纱布缠绕, 有少量渗血。

问题5　作为责任护士,如何做好术后护理?

1. 体位　麻醉未清醒前,予去枕平卧位,头偏向一侧,保持呼吸道通畅;麻醉清醒后,平卧与侧卧交替,每2小时翻身一次,保持床单位、尾骶部清洁干燥,预防压疮发生,尽量减少大幅度搬运患者。

2. 观察病情　与麻醉师交接了解术中情况,严密观察神志、生命体征变化,持续心电监护,每15分钟测血压、皮氧饱和度一次,鼻导管吸氧2~4L/min,监测中心静脉压;留置导尿,观察尿液性质、颜色、量,准确记录尿量,保持导尿管通畅,定时开放,尿道口予2%聚维酮碘(碘伏)消毒涂擦,每日2次;观察腹痛、腹胀情况及有无腹膜刺激征等;观察下肢远端血运、活动、感觉情况。

3. 饮食护理　术后禁食6小时,可选择高蛋白、高热量、高钙、粗纤维饮食,多进食蔬菜水果,多饮开水,保持大便通畅。

4. 外固定架护理　针道感染是外固定架最常见的并发症。观察针孔渗血、渗液情况,保持针道周围敷料清洁、干燥,75%酒精滴针孔,每日2次;观察外固定支架的牢固情况,及时调整螺丝钉及固定的松紧度,以免固定支架松动,导致骨折部位移动,如有异常及时报告医生。

5. 指导患者进行相应的功能锻炼。

6. 心理护理　患者长期卧床,经常予以开导,为患者制定周密的康复计划,提高患者锻炼的积极性。

问题6　如何指导患者进行功能锻炼?

1. 患者麻醉清醒后,如果无明显疼痛即可进行踝关节、足趾的屈伸活动及股四头肌的等长收缩锻炼。

2. 术后第2天开始指导患者膝关节及髋关节的屈伸运动,逐步过渡到直腿抬高锻炼,锻炼应循序渐进,以患者不感到疼痛为度。

3. 患者长期卧床,应加强深呼吸、扩胸运动及上肢各种肌肉等长、等张锻炼。

情景4　出院护理

患者行骨盆骨折外固定术后3周,神志清楚,生命体征平稳,无腹痛腹胀,导尿管已拔除,无排尿困难,尿色清,骨盆外固定架固定,针道处无红肿、无渗血渗液,医嘱予今日出院。

问题7　如何做好出院指导?

1. 患者带骨盆外固定架出院,教会患者自行监测体温及观察针孔处有无红肿、流脓,外固定架有无松动,如出现异常及时回院复查。外固定架拆除时间根据X线提示的骨折愈合程度而定,一般2~3个月回院拆除。

2. 康复计划　卧床时继续原住院期间的各项功能锻炼,每月定期复查X线片,术后1个月X线摄片,若骨痂生长,固定可靠稳定,可带架扶拐行走,逐步过渡到负重行走。

3. 饮食　合理安排饮食,补充营养,多进食高蛋白、高热量、高钙、粗纤维饮食,促进骨折愈合。

4. 出院带药　遵医嘱继续合理用药,注意药物的剂量、时间、用法、注意事项。

5. 门诊随访,1年内避免剧烈运动。

(范忆蓉)

【思考与练习】

1. 试述骨盆骨折有哪些临床表现。

2. 如何护理骨盆兜带牵引患者?

任务三　脊柱及脊髓损伤患者护理

患者,李某,男性,47岁,初中学历,农民。3米高处坠落颈肩部着地致颈部疼痛,肢体不能活动、感觉丧失1小时急诊入院。

入院检查:神志清楚,颈后部肿胀,压痛明显,胸骨角以下、双上肢肘关节以下痛觉、触觉消失,四肢肌力0级,腹壁反射、提睾反射、膝腱反射、跟腱反射均消失,T 37.1℃,P 56次/分,R 17次/分,BP 108/60mmHg。

既往史:既往体健,无药物过敏史,2包烟/日,不嗜酒。

辅助检查:颈部MRI示:颈4椎体骨折伴脱位。

医疗诊断:颈4椎体骨折脱位伴颈髓损伤、四肢瘫。

情景1　院前急救护理

问题1　如果参与现场急救,你如何判断该是否发生脊髓损伤?

1. 询问受伤经过,了解身体遭受暴力的方向。

2. 听取患者主诉　颈部疼痛、肢体感觉、运动消失。

3. 体格检查　该患者颈后部肿胀,压痛明显,胸骨角以下、双上肢肘关节以下痛觉、触觉消失,四肢肌力0级,腹壁反射、提睾反射、膝腱反射、跟腱反射均消失,因此判断该患者存在颈髓损伤。

知识链接

截　瘫　指　数

截瘫指数是将瘫痪程度量化,一般记录肢体的自主运动、感觉及大小便的功能情况,瘫痪指数分别用0,1,2表示。"0"代表没有或基本没有瘫痪,功能完全正常或接近正常;"1"代表功能部分丧失;"2"代表完全或者接近完全瘫痪;最后数量相加即是该患者的截瘫指数。如某患者大小便完全不能控制,而其他两项为部分丧失,则该患者的截瘫指数为2+1+1=4,三种功能完全丧失的截瘫指数为6,三种功能完全正常的截瘫指数为0。截瘫指数可以反映病情的变化及治疗效果。

问题2　你会如何搬运该患者?

1. 告知患者不要自行做任何动作,如扭头等。

2. 选择合适的转运工具　如硬板等。

3. 予颈托外固定,1人立于患者头侧,双手托患者头部呈中立位,沿身体纵轴略向远心端牵引,保持患者额头、鼻尖、胸骨柄在同一平面,其余3人位于伤者同侧,2人托躯干,1人托双下肢,一齐平缓地把患者搬于硬板上。该过程始终保持患者脊柱伸直位,严禁弯曲或扭转,防止进一步加重脊髓损伤。

4. 转运过程注意平稳,途中严密观察病情变化。

问题3　作为病房责任护士应如何接待这位患者?

1. 入院准备　选择靠近护士站的病房,准备牵引床,铺好气垫,备好气管切开包、心电监护仪及吸氧、吸引设备,物品合理放置。

2.接待患者 与急诊室护士床头交接完整,包括姓名、诊断、病情、治疗、用药、已采取的措施、输液情况、全身皮肤、各种导管及敷料情况及四肢肌力、感觉情况。

3.妥善安置患者 使患者头部朝过道,便于牵引治疗及护理。

4.予吸氧,心电监护,维持有效静脉通路。

5.按医嘱用药 甲泼尼龙琥珀酸钠(甲强龙)冲击疗法,奥美拉唑保护胃黏膜,头孢呋辛钠预防感染,甲钴胺营养神经治疗。

6.病情观察 严密观察患者的意识、呼吸、脉搏、血压等情况。

7.心理护理 用恰当的语言关心安慰患者,使患者对医护人员建立信任感,帮助患者树立战胜疾病的信心,积极配合治疗护理。

8.入院介绍 介绍主管医师、责任护士、病房环境、同室病友、疾病相关知识、入院须知等。

9.按医嘱做好颅骨牵引准备。

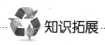 知识拓展

甲泼尼龙琥珀酸钠(甲强龙)冲击疗法

甲泼尼龙琥珀酸钠(甲强龙)是一种合成的糖皮质激素,有很强的抗感染、抗过敏、免疫抑制作用。大剂量甲强龙通过抑制脊髓细胞膜脂质过氧化和增加脊髓的神经兴奋性促进神经生理功能恢复,从而减轻脊髓损伤和神经根水肿,能有效地减轻脊髓损伤后的继发性损害。根据患者年龄、体重及疾病程度,确定用药剂量。甲强龙冲击疗法一般在伤后8小时内应用于完全脊髓损伤和较重不完全损伤。剂量是首次30mg/kg体重,15分钟静脉输入,间隔45分钟,然后5.4mg/(kg·h)静脉滴入持续23小时,如在伤后3小时内应用,则24小时治疗即可,在伤后3~8小时治疗者,可再继续5.4mg/(kg·h)24小时,共计治疗48小时。鉴于大剂量甲强龙可引起心律失常、应激性溃疡、高血压、高血糖等反应,用药期间需加强监护。

情景2 手术后护理

患者经过颈前路减压植骨融合内固定术后送回病房。患者全麻清醒,颈托外固定,颈部留置切口引流管一根,切口敷料干燥,双肺呼吸音清,未闻及明显干湿啰音,咳嗽反射弱,双乳头线以下深、浅感觉减退,左上肢肌力2级,右上肢肌力3级,双下肢肌力2级,留置导尿引流通畅,尿色清。

问题4 术后如何对患者进行护理?

1.用物准备 麻醉床、气垫、氧气、吸引器、心电监护仪、气管切开包。

2.术后体位 应用四人搬运法搬运患者,予平卧位,颈托外固定,保持颈部自然中立位,头颈部应尽量减少活动次数及活动幅度。保持肢体功能位,双足穿"丁"字鞋,预防足下垂。

3.3L/min双鼻氧管吸氧,保持呼吸道通畅,咽喉部不适或痰液黏稠者予氧气雾化吸入治疗。

4.病情观察 观察患者意识、生命体征变化,评估四肢肌力、感觉情况与术前比较有无好转。

5. **管道护理** 保持切口引流管引流通畅,观察引流液的性质及量的变化。术后切口引流量一般约为100~300ml。如引流量超过500ml,颜色为"洗肉水样",考虑脑脊液漏,应汇报医师,抬高床头10cm,切口沙袋压迫,按医嘱予补充电解质及抗感染治疗。做好导尿管护理。

6. **指导进食** 全麻患者术后6小时无恶心呕吐者方可进食,从温凉流质饮食逐步过渡到半流质饮食、普食。

7. **指导功能锻炼** 练习深呼吸、腹部顺时针按摩、四肢主动及被动功能锻炼,预防坠积性肺炎、下肢深静脉血栓及便秘等并发症。

8. 观察全身皮肤状况,保持床单位清洁干燥,定时擦洗、按摩皮肤和更换体位,预防压疮发生。

问题5 如何做好颅骨牵引护理?

1. **准备好牵引用具** 牵引架、颅骨牵引弓、牵引锤、牵引绳。

2. 剃去患者头发,仰卧位,颈部两侧用沙袋固定。

3. 抬高床头20cm,作为对抗牵引。协助医师进行颅骨牵引。牵引重量要根据颈椎骨折和脱位情况决定,一般为6~8kg。如伴小关节交锁者,重量可加到12.5~15kg。如证明颈椎骨折、脱位已复位,应立即在颈部和两肩之下垫薄枕,使头颈稍呈伸展位,同时立即减轻牵引重量,改为维持牵引,维持牵引重量2~4kg。颅骨牵引要求从小重量开始,在连续X线观察下,逐渐增大至合适的牵引重量,牵引复位后,减轻重量维持牵引。

4. **保持牵引的有效性** 检查牵引弓位置是否良好,螺钉有无松动,被服、用物不可压在牵引绳上,牵引绳不可脱离滑轮,牵引绳与脊柱在一条轴线上,牵引弓抵住床头护栏或滑轮及时予以纠正,牵引锤不可着地或触碰床栏,不可随意自行放松牵引。

5. **预防感染** 保持针孔周围皮肤清洁,予75%酒精滴针孔,每日2次。

6. **防止枕后部压疮** 保持床单清洁干燥,枕后部可垫软毛巾或予水胶体敷料保护,每2小时翻身1次。

7. 牵引情况列入交班内容。

问题6 如何为该患者正确翻身?

1. 核对身份,做好解释,取得患者配合。

2. 评估患者意识、四肢肌力及配合能力,观察患者牵引及管路情况。

3. 拉好床栏,防止坠床,准备好翻身垫1只和软枕1~2只。

4. **协助患者摆放体位** 双手臂环抱于胸前,双膝屈曲。

5. 一位护士固定患者头部及牵引弓,沿纵轴向上略加牵引;另两位护士分别站立于患者两侧,第二位护士将双手分别置于患者对侧肩部和腰部;第三位护士双手置于患者近侧臀部;由第一位护士发号指令一齐翻身,使患者头、颈、肩、腰、髋保持在同一水平线上,翻身至第二位护士同侧床旁,翻身角度不超过60°。第三位护士观察枕后、肩胛、骶尾部、足跟受压皮肤情况,将翻身垫或软枕放于患者背部支撑身体,另一软枕放于两膝之间使双膝呈自然弯曲状。

6. 翻身时注意观察患者病情变化,特别是呼吸情况,注意保暖,妥善固定各种管路并保持通畅,注意防止各种管路脱出。

7. 翻身完成后,检查颅骨牵引情况,翻身卡上记录翻身时间,受压皮肤情况。

情景3　并发症的护理——肺部感染

术后第四天，患者出现烦躁不安、呼吸费力、口唇发绀、血氧饱和度88%，听诊喉头痰鸣音，双肺散在啰音，右下肺呼吸音减弱，T 38.5℃，P 86次/分，R 17次/分，BP 118/60mmHg。

问题7　该患者出现了何种并发症？产生的原因是什么？

1．该患者出现了肺部感染。

2．产生原因可能为：

（1）呼吸肌、肋间肌麻痹，无力咳嗽。

（2）肺活量减少，残气量升高，致肺部易积存痰液而不易排出。

（3）交感神经麻痹而副交感神经亢进，使肺小支气管收缩致排痰困难。

（4）患者有嗜烟史，易产生分泌物。

问题8　如何护理该并发症？需进一步做何种检查？

1．护理措施：

（1）予平卧位，立即清除口鼻腔内分泌物，经口鼻腔吸痰；安慰患者，汇报医师。

（2）保持呼吸道通畅；6~8L/min面罩吸氧。

（3）建立静脉通路，按医嘱用药：有效抗生素、化痰药及抑制副交感神经紧张药物。

（4）由于排痰不畅发生肺不张时，可应用气管镜排出堵塞物，恢复通气。

（5）密切观察呼吸频率、深度、节律，监测血氧饱和度及血气分析指标，如出现缺氧无好转，尽早施行气管切开，必要时使用呼吸机支持呼吸，维持血氧饱和度大于或等于90%。

2．需进一步肺部X线或CT检查以证实有无肺不张发生。

情景4　并发症的护理——尿路感染

术后第8天，患者出现集尿袋中尿液尿色浑浊，引流不畅，体温38℃，考虑患者发生了尿路感染。

问题9　该患者引起尿路感染的原因有哪些？如何预防及护理？

1．产生原因：无菌操作不严、尿液反流入膀胱、尿液引流不畅、残余尿积存太多。

2．护理措施

（1）感染发生后需留置导尿，呋喃西林密闭式膀胱冲洗。

（2）会阴护理每日2次，每2周更换导尿管1次，注意无菌操作。

（3）保持引流通畅，防止尿液逆流。

（4）收集尿液做尿培养检查，根据结果选择合适抗生素。

（5）指导多饮水，>2000ml/d。

问题10　如何进行膀胱功能的康复锻炼？

1．截瘫早期膀胱失去收缩功能，出现尿潴留，所以一般伤后1~2周内，给患者留置导尿，保持尿管持续开放，使膀胱内不积存尿液。

2．经过2周后，随着脊髓休克期的纠正纠正自律神经系统的恢复，持续引流改为每2~4小时定时开放引流，防止膀胱缩小或过度膨胀。

3．导尿管留置2~3周后，可试着拔除导尿管，采用间歇导尿术。

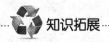 知识拓展

间歇导尿术

是一种被普遍认为有效的方法,它有助于反射性膀胱的形成,同时能减少感染和结石的形成机会,每日导尿3～5次,保持尿量在1000～1500ml。膀胱膨胀后患者会出现一些自主神经反射兴奋体征,如头胀痛、血压升高、心动过缓、阴茎勃起等表现。可借此现象掌握排尿规律,适当安排患者排尿。该方法对于骶髓以上脊髓损伤患者有一定效果。

(邵依娜)

【思考与练习】

1. 脊髓震荡与脊髓休克有何区别?

2. 脊髓损伤长期卧床患者可出现哪些并发症? 如何预防?

任务四　常见关节脱位患者护理

患者,牛某,男性,36岁,初中学历,农民。摔伤致右肩疼痛、畸形、活动受限3小时入院。患者今上午与邻居争执中被推倒,右手掌扶地,随即出现右肩部疼痛,活动受限,右肘关节以下活动、感觉正常,外伤后无昏迷史,无头痛头昏,无腹痛腹胀,由家人送入医院治疗。

体格检查: T 37.1 ℃, R 86次/分, P 18次/分, BP 128/70mmHg。右肩方肩畸形(图5-5),肿胀明显,弹性固定,右肩峰下空虚, Dugas征阳性(患侧手如搭于健侧肩峰,患侧肘关节内侧不能紧贴胸壁),右侧喙突下可摸到一硬物,右肘关节以下血运、活动、感觉正常。

X线检查: 正位片可见肱骨头与肩盂和肩胛颈重叠,位于喙突下0.5～1.0cm处。肱骨头呈外旋位,肱骨干轻度外展。

医疗诊断: 右肩关节前脱位。

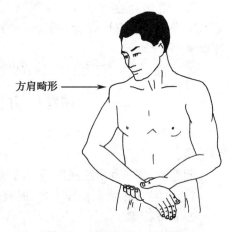

方肩畸形 →

图5-5　肩关节脱位方肩畸形

情境1　入院护理

问题1　作为责任护士如何接待该患者?

1. 立即给患者安置合适的体位,保持肩关节中立位。

2. 通知医生,介绍主管医师、责任护士,安慰患者,减轻紧张焦虑心理。

3. 护理评估　询问病情、体格检查、查阅相关检查结果。

4. 肩关节肿胀处理　早期冷敷,减轻损伤部位出血及水肿,24小时后热敷,减轻肌肉痉挛。

5. 讲解进一步检查、治疗相关注意事项。

问题2　该患者入院后疼痛明显,如何做好疼痛护理?

1. 移动患者时,托扶固定患肢,动作轻柔,减轻患肢疼痛。

2. 放松疗法　指导患者及家属采用心理暗示、转移注意力等缓解疼痛。

3. 诊断明确,遵医嘱予镇痛剂,以减轻患肢疼痛。

4. 做好复位前准备,正确的复位固定可使疼痛消失。

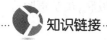 **知识链接**

常见关节脱位

　　肘关节脱位:多由间接暴力引起,常见于跌倒时关节处于伸直位。脱位后,肘部变粗,上肢变短,肘后凹陷,鹰嘴后凸显著,肘后三角关系失常,患者以健手支托患侧前臂。后脱位易压迫正中神经、尺神经,形成"猿手"、"爪形手"畸形。偶尔可伤及肱动脉,出现患肢苍白、发冷,大动脉搏动减弱或消失。髋关节脱位:往往由强大暴力引起,可分为前脱位、后脱位和中心脱位,以后脱位常见。髋关节后脱位时,患侧大粗隆上移,髋部疼痛、功能障碍,关节呈屈曲、内收、内旋畸形,伤肢短缩。处理原则:复位、固定、功能锻炼。

情境2　肩关节手法复位术后的护理

　　患者入院当日行床边足蹬法复位治疗,手法复位成功,患者右上肢三角巾固定肘关节呈屈曲90°。

问题3　如何做好前臂吊带固定的护理?

1. 患肢上臂置于内收、内旋、屈肘90°,前臂横行,上臂自然下垂依附于胸壁,用绷带将上臂与胸壁固定,然后用三角巾悬吊患肢前臂,固定3周。

2. 用纱布棉垫或纸垫放置于腋下和肘部内侧,隔开胸壁与上臂内侧皮肤,防止长期接触发生皮肤糜烂及压疮。

3. 指导患者切勿自行过早拆除外固定物,防止关节囊修复不良而导致习惯性脱位发生。

4. 观察患肢固定位置是否正确,观察皮肤的温度色泽,发现血液循环不良时及时汇报医师。

5. 指导非制动关节功能锻炼。

情境3　并发症观察及护理

　　患者术后5天出院。术后第16天,患者自觉肩关节已痊愈,遂自行解开三角巾,举臂更衣时,突然出现右肩疼痛,活动受限,再次来院。

　　入院检查:右肩方肩畸形,弹性固定,右肩峰下空虚,Dugas征阳性,右侧喙突下可摸到一硬物,右肘关节以下血运、活动、感觉正常。

问题4　患者发生了什么?可能的原因是什么?进一步需行哪些检查?

1. 患者可能发生了右肩关节复发性脱位。

2. 原因可能是过早拆除外固定物,右肩未得到适当的有效固定;撕裂的关节囊或盂唇未得到适当的良好的修复。

3. 需要进一步行右肩X线及磁共振检查,以明确诊断及选择合适的治疗措施。

情境4　术　后　护　理

　　患者经X线及磁共振检查后拟"右肩关节复发性脱位"收住入院。入院第二天行关节镜下右肩关节清理+盂唇修补术,术后返回病房。

问题5 护士如何做好术后护理?

1.患者送入手术室后即行床单位准备,按麻醉床标准准备用物。

2.患者术后送回病房,责任护士主动迎接,搬运过程中注意保护患肢,预防再脱位。

3.测量生命体征,予3L/min鼻导管吸氧,与麻醉师详细交接班。

4.宣教术后体位的要求,患肢外展抱枕,固定于右肩外展45°中立位,避免随意取下及自行调节角度。

5.观察患肢血运、活动、感觉情况,判断有无发生血管、神经损伤。

知识拓展

肩关节镜术

通过关节内窥镜进行人体肩关节伤病的检查、诊断与治疗的手术称为肩关节镜术。肩关节镜手术是一种微创手术,不需要切开关节,仅在关节部位作几个穿刺口,插入关节镜和手术器械就可完成诊断和手术。在肩关节镜下进行手术,可以保持关节原有的解剖生理结构,具有创伤小、出血少、准确率高、术后恢复快、不易发生关节粘连等优点。肩关节镜技术已经成为许多肩关节疾病如肩关节盂唇撕裂、肩袖疾病、肩关节不稳的最佳诊疗方法。

知识链接

Hippocrates法复位术

肩关节前脱位Hippocrates法复位:患者仰卧位,腋窝处垫上棉垫衣物东西,医师右足跟放于患者右侧腋下,靠近胸壁,双手握住患者前臂外展位牵拉,足跟顶住反向牵拉,牵拉时用力均匀,牵拉一段时间后放松肩部,内收内旋上肢,肱骨头滑入肩胛盂内,能听到弹响声音或弹跳,说明复位成功(图5-6)。

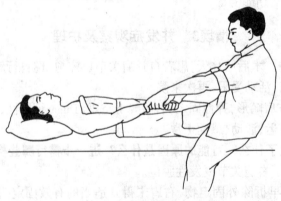

图5-6 足蹬复位法

问题6 护士如何指导患者功能锻炼?

1.术后肩关节制动6周,然后开始逐渐减少制动时间,制动期间指导患者进行患肢肘、腕、手各关节功能锻炼。

2.6周拆除外固定后,即可进行肩关节锻炼,以防止肩关节周围粘连。如肩关节环转活动:患者弯腰90°,患肢自然下垂,以患侧肩关节为顶点,做圆锥形环转,范围由小到大;逐步过渡到患肢爬墙上举、爬墙外展、举手摸顶锻炼。

3.6周内禁右上肢外旋位锻炼,防止再脱位。

4.主动锻炼为主,忌被动强力拉伸患侧关节。

（邵依娜）

【思考与练习】

1.关节脱位的分类有哪些?

2.脱位的特殊体征是什么? 骨折与脱位均具有的特殊体征是什么?

任务五　颈肩痛患者护理

患者,陈某,男性,65岁。患者因后颈部及右肩背部胀痛5年,加重3个月入院。患者5年前无明显诱因出现后颈部胀痛,劳累后加重,休息后略好转。3个月前,患者劳累后后颈部胀痛明显加重伴右肩背部胀痛及双手麻木,起初毛巾拧不干,进而发展到握物不牢,不能持筷、扣纽扣,下腹部有紧束感,行走时感双下肢无力,足底踩棉花样感觉,无头昏头痛,无耳鸣眩晕,自行卧床休息症状无明显好转,现患者来我院就诊要求手术治疗,门诊查体后拟"混合型颈椎病"收入院。

体格检查: T 36.8℃, R 76次/分, P 17次/分, BP 136/78mmHg,神志清楚,呼吸平稳,脊柱居中无畸形,后颈部压痛,双肩未及压痛点,压颈试验阳性,右上肢牵拉试验阳性,右上肢Hoffman征阳性,左上肢肌力4级,右上肢肌力3级,双侧跟腱反射消失,双下肢肌力4级。

辅助检查: CT及MRI示: 颈3~颈4、颈4~颈5椎间盘突出(中央型),颈5~颈6、颈6~颈7椎间盘突出(右后型),颈椎退行性变。

医疗诊断: 混合型颈椎病。

情境1　入院护理

患者由门诊护士轮椅送入病房,热情接待患者,安置床单位,做好入院评估,跌倒高危评分4分。

问题1　该患者目前首优的护理问题是什么? 如何评估该问题?

该患者跌倒高危评分4分,目前首优的护理问题是跌倒的危险　与双下肢无力有关。

跌倒高危的评估方法:

1.根据下列跌倒相关因素评出分值,总分≥4分,属于高危人群,做好防范措施。

2.分值

（1）最近一年曾有不明原因跌倒经验(1分)。

（2）意识障碍(1分)。

（3）视力障碍(1分)。

（4）活动障碍,肢体偏瘫(3分)。

（5）年龄≥65岁(1分)。

（6）体能虚弱(3分)。

（7）头晕、眩晕、体位性低血压（2分）。

（8）服用某些影响意识或活动的药物（1分），如散瞳剂、镇静安眠剂、降压利尿剂、镇痉抗癫剂、麻醉止痛剂。

（9）住院中无家人或其他人员陪伴（1分）。

3. 患者新入院或发生病情变化时由当班护士评估；每周重新评估一次。

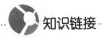知识链接

颈 椎 病

颈椎病是指颈椎间盘退行性变、颈椎肥厚增生以及颈部损伤等引起颈椎骨质增生，或椎间盘脱出、韧带增厚，刺激或压迫颈脊髓、颈部神经、血管而产生一系列症状的临床综合征。主要表现为颈肩痛、头晕头痛、上肢麻木、肌肉萎缩、严重者双下肢痉挛、行走困难，甚至四肢麻痹，大小便障碍，出现瘫痪。

颈椎病的分型：

1. 颈型　最常见、最早期，头、颈、肩疼痛并伴有压痛点。

2. 神经根型　颈痛及颈部僵硬，继而向肩部及上肢放射，活动时疼痛加重；上肢皮肤有麻木、过敏等感觉异常，上肢肌力和手握力减退；上肢牵拉试验阳性，压头试验阳性。

3. 脊髓型　手部活动不灵活，握力减退，上肢及下肢无力、发麻，步态不稳，足底有踩棉花样感觉，躯干有紧束感。Hoffman阳性。

4. 椎动脉型　眩晕、恶心、呕吐、头痛、视力减退、耳鸣、耳聋、猝倒等一过性脑或脊髓缺血的表现。旋颈试验阳性。

5. 交感型　头晕、眼花、恶心、呕吐、耳鸣、手麻、心动过速、心前区疼痛、血压改变等一系列交感神经症状。

6. 食道型　压迫食管引起吞咽困难（临床上较少见）。

7. 混合型　临床上凡有同时存在上述两型或两型以上的症状体征者，即可诊断为混合型颈椎病。

问题2　如何做好高危跌倒的防范？

1. 指导家属留陪，如起床、行走、如厕均需人陪护。

2. 起床时采用三部曲：平躺30秒，坐起30秒，站立30秒。

3. 避免拖地后下床行走，穿大小合适的裤子和防滑鞋。

4. 床尾摇床的摇柄使用后及时收回，通道内避免放置障碍物。

5. 必需生活物品如眼镜等置于随手可及处，使用呼唤铃寻找护士。

6. 睡觉时将床栏拉起，夜间起床时必须开灯。

情境2　术 前 护 理

医嘱拟行颈3~颈7后路单开门椎管成型+前路减压植骨内固定术。

问题3　如何为患者做好术前护理？

1. 同普通外科手术前护理，如心理护理、饮食护理、心电图检查等，抽取肝肾功能、血糖、测出凝血时间、血型鉴定及备血等标本，做好术前用药皮试等。

2. 训练床上大小便,以减少术后因不适应在床上大小便而造成的尿潴留、便秘现象。

3. 床上肢体功能锻炼　加强四肢伸屈运动,以增加心搏出量,提高术中对失血的耐受力,利于术后恢复。

4. 加强呼吸功能锻炼,教会患者缩唇呼吸,即用鼻吸气、口呼气,呼气时,嘴唇呈鱼嘴状,缓慢呼出;指导患者做深而慢的腹式呼吸和有效的咳嗽咳痰,嘱患者深吸气,在吸气末屏气片刻后,爆破性咳嗽,将气道内分泌物咳出。

问题4　患者术前需做好哪些特殊护理?

患者拟行颈前后路联合手术,故应做好前路和后路术前准备:

1. 体位训练　颈后路手术术前练习俯卧位,胸部垫高约20~30cm,额部垫硬韧的东西如书本等,保持颈部屈曲的姿势;颈前路手术术前练习仰卧位,肩部垫枕,使颈部呈后伸位并制动,直到能坚持1~2小时。

2. 气管、食管推移训练　向患者及家属交代气管、食管推移训练的必要性和重要性,如牵拉不符合要求,不仅术中损伤大和出血多,而且可因无法牵开气管或食管而发生损伤,甚至破裂。方法是嘱患者剪短指甲,用自己的拇指或2~4指指端顺气管侧旁,将气管、食管持续向非手术侧推移,或是用另一手进行牵拉,必须将气管、食管推过中线。开始时,每次持续10~20分钟,逐渐增加至30~60分钟,每日2~3次,持续3~5天。

3. 物品准备　①选择合适的颈围(图5-7):要求颈围上缘抵下巴,下缘达胸骨,保证颈部不能伸屈活动,检查站立和平卧时颈围是否合适。②床边常规备气管切开包、负压吸引器、开口器、拉舌钳。

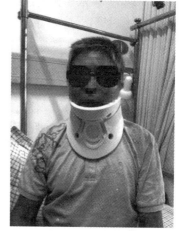

图5-7　颈围固定

4. 备皮　颈后路备皮应剃净头发再做局部备皮,后颈部上至耳尖连线,下至肩胛下缘,两侧至腋中线;颈前路备皮应剔去胡须,上至颌下缘,下至乳头水平线,左右过腋中线。

情境3　术后护理

患者在全身麻醉下行颈3~颈7后路单开门椎管成型术及前路减压植骨内固定术,手术顺利,送回病房。患者神志清楚,呼吸平稳,颈前、颈后路切口均放置负压引流管。

问题5　如何做好术后护理?

1. 体位护理　患者回病房后,由3~4人平稳地将患者平移至病床,其中一人保护患者头部,使头颈胸处于同一水平,保持头颈部自然中立位,切忌扭转头部,轻搬轻放,取仰卧位,枕部垫水垫,并以沙袋固定于颈部两侧制动,同时应防止各种引流管、输液管脱落。术后6小时可进行轴线翻身,平卧、侧卧均可,侧卧时需头部垫枕与肩高一致,应注意保持头颈部与躯干同时运动,头颈胸呈一直线。

2. 生命体征监测　严密观察生命体征,了解患者麻醉方式及术中情况,遵医嘱给予持续心电监护及皮氧饱和度监测,每小时测血压、呼吸、脉搏、皮氧饱和度1次,6次平稳后改每2~3小时监测1次。给予低流量吸氧2 L/min,保持呼吸道通畅,观察呼吸频率,倾听患者主诉,经常询问有无憋气、呼吸困难等症状。

3. 切口引流管护理　严密观察切口敷料渗血、渗液及颈部肿胀情况,切口敷料渗血较多,应及时报告医师给予更换。观察引流液的颜色、性质及量,术后24小时内切口引流液量应少于100ml,若引流量过多、色鲜红,切口敷料渗出多或周围局部隆起、颈部增粗,应警惕活动性出血,应及时通知医师进行处理;若引流管中无血性液流出,应检查引流管有无折叠、引流不畅等情况。切口引流管短时间内若引流量增多且呈淡红色,考虑有无脑脊液漏发生。

4. 饮食护理　由于手术牵拉食管、气管造成手术区组织水肿,患者可出现咽痛、吞咽困难而影响术后进食和恢复。因此术后6小时可饮水或进温凉流质饮食,术后第2天进温凉半流食,饮水、饮食速度应慢且均匀,饮食以营养、易消化的软食为主,以后逐步恢复普食。

问题6　手术后如何进行功能锻炼?

1. 术后第1天应指导患者四肢肌肉等长收缩,并进行上下肢各关节活动,以促进神经和肌肉的恢复,增加血液循环,防止静脉血栓形成。

2. 术后第3~5天,可以佩戴颈围下床,进行四肢肌力、坐位和站立位平衡训练、步行功能训练以及日常生活活动能力等训练。锻炼要循序渐进,保持头颈部中立位,避免突然转动头部。具体活动步骤:平卧时戴好颈围,床上坐起,床边站立,协助离床,搀扶行走,独立行走。

3. 术后第8~12周,加强项背肌锻炼,方法:上身直立,头略后仰,立位或坐位均可,双手交叉放在枕后(即后脑勺)部位,用力向后仰头,同时双手用力抵住枕部使头不能后仰,即头和双手对抗。加强手的捏握功能,如拇指对指练习、手握拳用力伸指练习、拧毛巾练习、手指夹物等。加强扩胸、肩关节旋转等运动。

情境4　并发症护理

患者术后第二天(48小时),医嘱停止颈前路切口引流,在拔管后半小时,患者突然出现呼吸困难、面色发绀、颈部增粗、切口敷料渗血多,心电监护示:HR 126次/分。

问题7　出现上述情况,可能发生了什么并发症? 应该如何做好急救?

患者可能发生了拔除引流管后切口再出血引起窒息。

1. 快速评估患者,迅速做出判断。

2. 通知医生,立刻进行床边抢救。

3. 及时拆除缝线,敞开切口,判断出血原因,动脉出血色鲜红,静脉出血色暗红,创面渗血出血缓慢。如为明显大出血应立即压迫近端动脉或远端静脉止血,清除血肿,解除对气管的压迫。

4. 给予高流量吸氧6~8 L/min,建立静脉通路,遵医嘱使用扩容药;如患者呼吸仍无改善,立即行气管插管或气管切开术。

5. 送手术室作进一步检查、止血或其他处理。

问题8　颈椎手术后有哪些并发症? 如何做好并发症的观察与处理?

(1)窒息:观察患者呼吸频率、深度,有无胸闷气闭,面色发绀等情况,密切监测血氧饱和度,经常询问患者有无憋气等情况,术后喉头水肿、痰液堆积、切口出血压迫气管或术后神经水肿均可引起呼吸困难窒息。因此床边常规备气管切开包、负压吸引器、开口器、拉舌钳等。

(2)喉返、喉上神经损伤:观察患者有无声音嘶哑或饮水呛咳等情况,喉返神经损伤表现为声音嘶哑,喉上神经的损伤表现为饮水呛咳。告知患者饮食时避免快速、大口饮水,尽量进食稠厚食物。

（3）脊髓神经损伤:观察患者的四肢肌力、感觉及大小便情况,与术前进行比较,如果麻木加重、范围扩大,特别是下肢活动力量和幅度减小,应及时报告医生。

（4）植骨块脱落、移位:防止颈部过度伸屈,禁止旋转,颈围固定,两侧沙袋制动,搬动或翻身时保持头颈和躯干在同一水平面,维持颈部相对稳定;协助患者起床时避免牵拉上肢。

（5）脑脊液漏:观察切口引流的量、颜色、性状,观察有无头晕情况,如引流液量多、血性液颜色淡,或停引流管后,切口敷料渗血渗液多且颜色淡,应及时通知医生。如考虑脑脊液漏,应让患者床头抬高,引流管暂不用负压,切口加压包扎,及时更换敷料,预防颅内感染。

情境5　出院护理

经全力抢救,患者神志清楚,呼吸平稳,颈部切口已拆线,愈合好,后颈部、右肩背部酸胀感及双手麻木感均较术前减轻,左上肢肌力5级,右上肢肌力4级,双下肢肌力正常,下腹部仍有紧束感,颈部颈围固定下已下床独立行走,无踩棉花样感觉,医嘱:今日出院。

问题9　何做好出院指导?

1. 生活规律,保证休息,加强肢体功能锻炼。

2. 补充营养,多进食高蛋白质、低脂肪、低热量、粗纤维食物。

3. 3个月之内离床时颈围固定,3~6个月外出需颈围固定,3个月内避免颈部外伤。

4. 去除颈围后进行颈部锻炼,前后左右活动,幅度要小,动作要慢。

5. 颈部保暖,减少低头和伏案工作,保持正确的睡眠姿势,枕头不可过高或过低,避免头偏向一侧。

6. 定期复查　术后1个月、3个月、6个月到门诊复查,如有不适随时就诊。

7. 出院带药,严格按照医嘱服用,注意药物的剂量、时间、用法及注意事项。

 知识拓展

颈椎病常用专科体检

1. 臂丛神经牵拉试验　患者取坐位,头向健侧偏,术者一手抵患者头侧,一手握患者腕部,向相反方向牵拉,因臂丛神经被牵张,刺激已受压神经根而出现放射痛或麻木等感觉,即为阳性。

2. 压头试验　颈肩部疼痛患者,患者端坐位,头后仰并偏向患侧,检查者用手掌在其头顶加压,出现颈痛并向患手放射者,即为阳性。

3. Hoffman征　检查方法是用左手托住患者一侧的腕部,并使腕关节略背屈,各手指轻度屈曲,检查者以右手示、中两指夹住患者中指远侧指间关节,以拇指迅速向下弹刮患者中指甲,正常时无反应,如患者拇指内收,其余各指也呈屈曲动作即为阳性。

4. 旋颈试验阳性　患者头部略向后仰,做向左、向右旋颈动作,如出现眩晕等椎基底动脉供血不全症时,即为阳性,该试验有时可引起患者呕吐或猝倒,故检查者应密切观察以防意外。

（朱小燕）

【思考与练习】

1. 颈椎病的病因有哪些?
2. 颈椎病重在预防,该如何预防?

任务六 腰腿痛患者护理

患者,徐某,女性,48岁。患者因腰腿痛5年,再发加重1天入院。患者5年前无明显诱因下出现左侧腰腿胀痛,无法行走,来我院骨科就诊后CT检查示"腰椎间盘突出",未予药物治疗,卧硬板床休息2个月后,疼痛缓解。患者昨日再次出现左侧腰腿痛,左臀部至左足均出现胀痛不适,无法下地行走,无皮肤麻木,经卧床休息后上述疼痛症状无缓解,大小便正常。现患者要求进一步治疗来我院就诊,门诊拟"腰椎间盘突出症"收治入院。

体格检查: T 36.5℃, P 84次/分, R 18次/分, BP 124/70mmHg,神志清楚,呼吸平稳,腰4~腰5、腰5~骶1棘突间隙压痛,左侧棘突旁压痛,左下肢直腿抬高试验阳性,加强试验阳性,左下肢皮肤触觉、痛觉无减弱,左下肢肌力正常。

辅助检查: CT及MRI示: 腰4~腰5、腰5~骶1椎间盘突出。

医疗诊断: 腰椎间盘突出症。

情境1 入院护理

患者由平车送入病房。患者左臀部沿左下肢后侧至左足疼痛,评分5分,遵医嘱予绝对卧床休息,20%甘露醇250ml、甲钴胺1.0mg静脉滴注,曲马多0.1g肌内注射。

问题1 如果你是责任护士,如何做好患者的接待和护理?

1. 做好患者新入院接待工作和宣教,如病房环境、住院制度、主管医生护士等。

2. 测量生命体征,评估患者双下肢的肌力、感觉,做好专科体检如直腿抬高试验、加强试验等。

3. 指导患者绝对卧床休息,床上大小便,告知卧床休息可减少椎间盘承受的压力,缓解脊柱旁肌肉痉挛引起的疼痛,侧卧、仰卧均可,侧卧时避免脊柱弯曲的"蜷缩"姿势。

4. 遵医嘱用药,注意药物使用注意事项并观察作用及不良反应。

5. 观察疼痛程度、持续时间。做好疼痛评分,如长海痛尺(图5-8)。

6. 急性期卧床时在床上加强四肢活动,四肢肌肉等长收缩及各关节活动,防止肌肉萎缩,增加肌力。

7. 完善各项检查,如心电图、B超、X线摄片等,次晨留取血、尿、粪标本送检。

8. 做好心理护理。

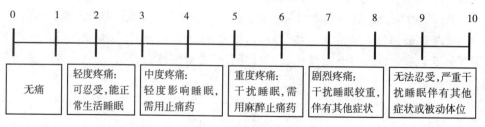

图5-8 长海痛尺

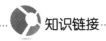

知识链接

腰椎间盘突出症

腰椎间盘突出症是指由于椎间盘变性、纤维环破裂、髓核组织突出刺激或压迫马尾神经或神经根所引起的一种综合征,是腰腿痛最常见的原因之一。腰椎间盘突出症以腰4~腰5、腰5~骶1发病率最高。

椎间盘突出症典型的临床表现:

1. 腰痛 是大多数患者最先出现的症状,由于纤维环外层及后纵韧带受到髓核刺激,经窦椎神经而产生下腰部感应痛,有时可伴有臀部疼痛。

2. 下肢放射痛 表现为坐骨神经痛。典型坐骨神经痛是从下腰部向臀部、大腿后方、小腿外侧直到足部的放射痛,在喷嚏和咳嗽等腹压增高的情况下疼痛会加剧。

3. 马尾神经症状 主要表现为大、小便障碍,会阴和肛周感觉异常。

4. 间歇性跛行 主要是因为继发椎管狭窄,表现为行走时随距离增加而出现腰背痛或患侧下肢放射痛,麻木感加重,蹲位或坐位休息后症状缓解,再行走症状再次加重。

5. 体格检查 腰椎侧凸,腰椎生理曲度改变,腰背部有压痛或叩痛,运动或感觉功能减退。直腿抬高试验及加强试验阳性。

具体检查方法:患者仰卧、伸膝、被动抬高患肢,抬高至60°以内时即出现坐骨神经放射痛为直腿抬高试验阳性,当缓慢放下患肢、待放射痛消失后再被动背屈患侧距小腿关节以牵拉坐骨神经,若又出现放射痛,称为加强试验阳性。

问题2 针对该患者的用药,如何做好用药护理?

1. 20%甘露醇为脱水剂,可减轻神经水肿,该药为高渗溶液,常温下易结晶,使用前注意查看是否溶解后方可使用;选择较粗直的静脉快速滴入,20%甘露醇250ml应在30分钟内用完,否则失去脱水作用;避免药液外渗,如出现外渗应立即停止,抽回血,拔出针头,局部使用50%硫酸镁湿敷;使用期间注意血压、尿量、血电解质及肾功能的监测。

2. 甲钴胺为内源性的辅酶B12,可促进神经修复,该药注射时应注意使用避光袋。

3. 曲马多为非阿片类中枢性镇痛剂,可缓解普通到严重的疼痛,用药过量会产生依赖,已作为第二类精神药品进行管制,用药后注意观察镇痛效果及持续时间等,避免过量。

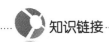

知识链接

腰椎间盘突出保守治疗方法

1. 卧床休息 急性期绝对卧硬板床休息,一般卧床3周或至症状缓解,卧床时可减轻椎间盘受压。

2. 骨盆牵引 可增加椎间隙宽度,减轻对椎间盘的压力和对神经的压迫,改善局部循环和水肿。一般牵引重量7~15Kg,牵引时抬高床尾作反牵引力,每天2次,每次1~2小时,持续2周。

3. 药物治疗 目的是止痛、减轻水肿和肌痉挛。如镇痛药,双氯酚酸钠、塞来昔布、曲马多等;如糖皮质激素,地塞米松;如脱水剂,20%甘露醇等。

4. 物理治疗 局部按摩和理疗可促进血液循环,缓解肌痉挛,促进无菌性炎症的消退,但中央型椎间盘突出者不宜推拿;经皮电神经刺激疗法,通过刺激神经达到减轻疼痛电作用。

情境2 术前、术后护理

患者经过2周的保守治疗,症状无明显缓解,手术指征明确,予充分做好术前准备,在硬膜外麻醉下行椎间盘镜腰4~腰5、腰5~骶1椎间盘髓核摘除术,术后安返病房。

问题3 如何做好术前护理?

1. 完善术前各项检查,如血常规、肝肾功能、术前血清学检查、测出凝血时间、心电图、MRI等。

2. 皮肤准备 术前3天嘱患者洗澡清洁全身,术前一天备皮、消毒,注意勿损伤皮肤。

3. 宣教术前禁食12小时,禁饮4~6小时。

4. 术前用药及抗生素皮试。

5. 术前晚排尽大便;做好心理护理,尽早入睡,保证充足睡眠,必要时可口服地西泮片。

6. 入手术室前排空膀胱,更换清洁手术衣裤,取下义齿、首饰、手表等。

7. 备好病历、CT片或X线片与手术室护士做好交接。

问题4 如何做好术后护理?

1. 监测生命体征及病情变化 给予低流量吸氧2 L/min,持续心电监护,每小时测血压、呼吸、脉搏、皮氧饱和度1次,6次平稳后改每2~3小时监测1次。观察患者有无头痛、恶心呕吐等情况,评估患者双下肢感觉、运动情况,与术前和健侧做比较。

2. 体位护理 术后由3人将患者平抬置于硬板床,保持身体轴线平直,平卧6小时后可与侧卧位交替,每2小时协助轴线翻身一次。术后绝对卧床2~3天,3天后指导患者佩戴腰围下床适当活动。

3. 切口敷料观察 了解患者术中情况,观察切口敷料有无渗血、渗液及切口周围有无红肿。

4. 饮食护理 术后6小时,进食清淡易消化营养丰富食物,保证营养摄入,增加机体抵抗力。

5. 观察并发症:

(1)脑脊液漏:当患者出现头痛、头昏、恶心、呕吐,切口敷料渗出淡血性液,量多,或数日有增无减,应考虑脑脊液漏,报告医生,置患者俯卧位,或平卧位适当抬高床尾,保持7~10天,直到脑脊膜愈合。

(2)椎间隙感染:术后原腰痛消失,约10天后患者重新出现腰痛,向臀部、腹部等处放射,但不向下肢放射。术后合理使用抗生素预防感染。

问题5 术后如何进行功能锻炼?

1. 四肢肌肉关节锻炼 卧床期间加强做四肢关节活动,以防止关节僵硬。

2. 直腿抬高锻炼 术后第一天开始,患者仰卧位,膝关节伸直,腿上举,幅度可从30°开始,逐日增加,鼓励其抬高至最大幅度,双下肢交替进行,防止神经根粘连(图5-9)。

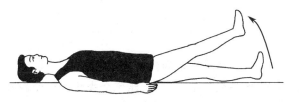

图5-9　直腿抬高锻炼

3. 腰背肌锻炼(图5-10)　一般术后3~7天开始锻炼,以由少至多、循序渐进为原则进行,可促进腰部肌肉稳定性及脊柱功能的恢复,减少功能障碍和疼痛。

（1）五点法:取仰卧位,屈膝,用头、双肘及双足作撑点,尽量挺胸、挺腹,使腰部悬空,使脊柱处于过伸位,尽可能抬高至最高幅度后还原。

（2）三点法:取仰卧位,屈膝,双手放在胸前,用头、双足撑起全身,呈弓形,还原。

（3）四点法:取仰卧位,屈膝,双手掌、双足撑起身体呈弓形,使脊柱处于过伸位,再还原。

（4）飞燕式:患者俯卧位,头、颈、胸及双下肢同时抬高,两臂后伸,仅腰部着床,使身体呈反弓形,再还原。通常患者做此动作较难,可分解为头、上肢、背部后伸和下肢、腰部后伸。

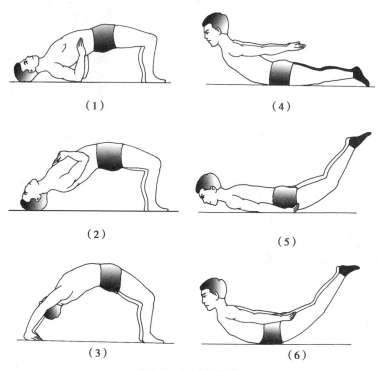

图5-10　腰背肌锻炼

（1）五点法　（2）三点法　（3）四点法

（4）头、上肢、背部后伸　（5）下肢、腰部后伸　（6）飞燕式

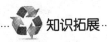

知识拓展

椎间盘镜手术

椎间盘镜手术是脊柱外科微创手术方式,能完全去除突出的髓核组织、肥厚的黄韧带及增生内聚的关节突等神经致压因素,从而获得根治的疗效。其优点在于切口小、组织创伤小、出血少,不需广泛剥离椎旁肌肉,对脊柱稳定性影响小;该系统具有高度清晰的观察性能、灵活稳定的固定装置和精心设计的手术器械,便于医生顺利、高效地开展治疗。

情境3 出院护理

患者术后10天,切口已拆线,愈合好。左下肢无疼痛,左足背及左足第一趾皮肤稍感麻木,左下肢肌力正常,在佩戴腰围下已起床活动。医嘱予今日出院。

问题6 如何选择和使用腰围?

佩戴腰围对腰椎具有良好的制动及保护作用,应选用内部有硬性支撑条的腰围,大小合适,松紧适宜,上缘须达肋下缘,下缘至嵴下,覆盖整个腰骶部肌肉(图5-11)。一般患者劳动和外出时佩戴,不宜长期佩戴,对于腰椎微创手术后佩戴时不超过3个月,卧床时应取下腰围,同时辅以腰背肌功能锻炼。

问题7 如何做好出院指导?

1. 患者1个月内以多卧硬板床休息为主,继续加强腰背肌功能锻炼,运动量循序渐进,避免腰部过度劳累。

2. 腰围使用不宜超过3个月,以免造成腰部肌肉失用性萎缩。

3. 3~6个月以内避免剧烈活动,避免弯腰搬起重物,尽可能避免久坐,穿平跟鞋,以对身体提供更好的支持。

4. 加强营养,保持良好心境。

5. 腰部注意保暖,避免寒冷刺激。

6. 出院带药按时服用。

7. 3个月回院复查,门诊随访。

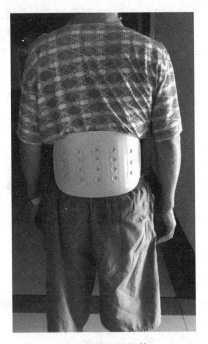

图5-11 腰围佩戴

(朱小燕)

【思考与练习】

1. 腰椎间盘突出症的病因有哪些?

2. 腰椎间盘突出症该如何预防?

3. 为何腰围不能长期佩戴?

肿瘤患者护理

任务一　胃癌患者护理

麻某,男性,56岁。反复上腹部不适5年,再发加重2天。患者5年前无明显诱因下出现上腹部疼痛不适,查胃镜提示"胃溃疡",予"抑酸"等对症治疗。2天前,患者感上述症状加重,遂查胃镜示"胃窦部溃疡",病理示低分化腺癌。为进一步治疗拟"胃癌"收入院。

入院查体: T 36.1℃, P 63次/分, R 18次/分, BP 127/79mmHg。神志清,皮肤巩膜无黄染,浅表淋巴结未及明显肿大,双肺听诊无殊,腹软,上腹轻压痛,无反跳痛,Murphy征阴性,肝脾肋下未及,包块未及,移动性浊音阴性,肠鸣音4次/分,双下肢无水肿。

辅助检查:

血常规: RBC 4.5×10^{12}/L, Hgb 106.6g/L, WBC 7.4×10^9/L, N 60%, PLT 241×10^9/L。

肿瘤五项示: CA19-9 93.4U/ml。

胃镜示:胃窦部溃疡,病理示低分化腺癌。

医疗诊断:胃癌

情景1　术前化疗的饮食护理

患者入院后给予FAM方案(5-氟尿嘧啶、多柔比星、丝裂霉素)化疗。

问题1　如何做好该患者化疗期间的饮食护理?

1.摄入富营养的高蛋白、低脂、易消化的食物,如鱼、瘦肉、猪肝等,以煮、炖、蒸为主,利于减轻胃肠道负担,促进营养素的吸收。多进食红枣、桂圆、黄鳝、牛肉等升血细胞食品,以提高机体免疫力。忌食辛辣、生硬食物,戒烟酒。

2.多饮水,每日饮水量在2000ml以上,以促进肾脏排泄,减轻药物毒性。

3.保持口腔清洁,做到睡前、餐后漱口,达到预防口腔炎症及促进食欲的目的。

4.恶心、呕吐症状明显,则遵医嘱选用止吐剂,如严重呕吐、腹泻,予静脉补液,维持水、电解质、酸碱平衡。

5.如出现便秘,指导患者进食富含纤维素食物,如韭菜、芹菜等蔬菜,进食蜂蜜、香蕉等,以促进肠蠕动,解除便秘。

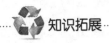

胃癌靶向药物

晚期胃癌的治疗一直是研究热点,随着靶向药物在乳腺癌、恶性淋巴瘤等治疗中获得成功,对晚期胃癌的靶向药物治疗已有一些有益的尝试。

根据作用机制将用于胃癌的靶向药物分为五类:①干扰肿瘤细胞生长,如以ErbB为靶点的药物,西妥昔单抗、吉非替尼等;②阻止细胞无限增殖,如细胞周期抑制剂;③促进细胞凋亡,如蛋白酶体抑制剂;④限制肿瘤浸润和转移,如基质金属蛋白酶抑制剂;⑤干扰血管生成药物,如贝伐单抗等。

情景2　术中无瘤技术的护理

患者经充分术前准备后,在全麻下行胃癌根治术(远端胃大部切除术+胃肠毕Ⅱ式吻合)。

问题2　如何做好该患者术中无瘤技术的护理?

1. 严格遵守无瘤操作原则,准备双套敷料、器械和手套,活检时及根治术时各用一套。

2. 严格区分"无瘤区"和"有瘤区"。在无菌器械台上建立相对无瘤区,切瘤前器械和切瘤后器械分开放置,开、关腹与术中接触癌肿的器械分别单独使用。凡术中接触过瘤体的器械不再用于正常组织,不得重复使用纱布垫。凡与癌细胞接触过的物品立即弃于污物袋中。

3. 肿瘤切除时护理　凡已被暴露出来的肿瘤部分,用生理盐水厚纱布垫严密遮盖,以保护隔离正常组织。洗手护士需建立相应的瘤区。准备切除病灶用的相关器械,在切除肿瘤时固定使用。将切除的组织标本,按序放入标本袋中密闭,传递组织时用钳子放入标本袋内,遵医嘱行冰冻切片病理检查。

4. 肿瘤切除后护理　病灶切除后,撤去瘤区敷料及纱布垫、器械等物品连同弯盘内切除的组织一并放于指定区域。术者重新刷手、穿无菌手术衣、戴无菌手套更换用物等,并用41~43℃灭菌蒸馏水1000~3000ml大量冲洗腹腔,浸泡3~5分钟后吸尽。蒸馏水可裂解细胞膜,使肿瘤细胞失去活性,最大限度避免瘤细胞的种植与播散。

5. 术中抗癌药物应用　在关腹前,无菌蒸馏水冲洗腹腔吸尽后,将化疗药直接注入腹腔,其药物浓度远远高于血浆,使种植或游离的癌细胞充分浸泡在高浓度的化疗药中,增强化疗药的直接杀伤作用。

6. 手术器械的处理　①打开器械轴节,完全浸泡于0.1%含氯消毒剂5~10分钟,再按酶洗—水洗—干燥—消毒等步骤进行器械处置,以达到杀灭癌细胞及其他病菌的目的;②应用冷水刷洗器械,禁用温热水,因癌细胞遇热凝固而附着于器械上不易清除;③先刷洗正常组织用过的器械,后刷洗接触瘤体的器械;④刷洗器具浸泡于消毒液中,避免交叉感染。

情景3　术后护理

患者术中见胃窦近小弯侧前壁可见质硬病灶,直径约6cm×5cm×3cm,侵及浆肌层,与周围组织无粘连,胃周见肿大淋巴结多枚,腹主动脉旁未及肿大淋巴结,术中冰冻切片示低分化腺癌,予D2胃癌根治术。术程顺利,麻醉清醒安返病房。

问题3　如何做好术后护理?

1. 交接　与麻醉师交接,了解术中情况,严密观察神志、生命体征等变化。

2. 体位　患者麻醉清醒后取平卧位,可与侧卧交替。

3. 吸氧、心电监护　鼻导管吸氧2~4L/分,持续心电监护,每30分钟测量1次血压、脉搏、呼吸、皮氧饱和度,直至平稳后适当延长测量间隔时间。

4. 观察切口　观察切口部位、长度,敷料有无松动、渗血、渗液等。

5. 连接引流管　正确连接胃管、腹腔引流管及留置导尿管,妥善固定,保持引流通畅,观察记录引流液的性质、色、量等。

6. 禁食、静脉输液　告知患者暂禁食,观察静脉输液通畅度、滴速、固定及局部有无红肿、渗出等情况。

7. 切口疼痛的护理　评估患者切口疼痛程度,合理调节PCA镇痛量。

8. 安全护理　注意术后安全,防止坠床、跌倒,意外拔管等情况的发生。

9. 健康宣教　告知患者手术成功已安返病房、禁食的意义、床上小幅翻身的技巧等,如感不适及时呼叫。

情景4　吻合口瘘护理

术后7天,患者腹腔引流管引流量增多,24小时引流出350ml,颜色由澄清转褐色浑浊,用白纱布蘸之可见胆汁样液。复查血常规示: WBC 13.7×10^9/L, Hgb 99g/L, PLT 394×10^9/L,肝肾功能示:总胆红素27.9μmol/L,白蛋白32g/L。

问题4　该患者发生了什么并发症? 如何护理?

1. 考虑该患者发生了吻合口瘘,因该患者目前无发热及腹痛情况,予保守治疗。

2. 护理措施

(1)观察病情:密切观察病情变化,尤其是体温、脉搏变化及腹部体征、腹腔引流液性状的变化,如出现高热、脉速、弥漫性腹膜炎时应立即手术处理。

(2)维持有效引流:保持胃管及腹腔引流管的通畅引流,若引流不畅可用少量无菌生理盐水冲洗;严密观察引流液的性质、色、量的变化,若有异常应及时汇报并处理。

(3)保护瘘口周围皮肤:密切观察瘘口周围皮肤,保持清洁干燥。一旦发生外瘘,局部涂以氧化锌软膏或皮肤保护粉加以保护,防止发生皮肤破损继发感染。

(4)支持治疗的护理:遵医嘱给予肠外营养,通过静脉补充患者所需的水、电解质和营养素,必要时输入血浆、白蛋白,以改善患者的营养状况,促进瘘口愈合。

(5)用药护理:合理应用药物,观察抑制消化液分泌的药物及控制感染药物的疗效与不良反应。

(6)心理护理:吻合口瘘是胃癌根治术后的严重并发症之一,增加了患者的痛苦及经济负担,加重了患者对疾病的恐惧及焦虑心理。护理人员应关心患者,给予适宜的同情与安慰,帮助其正确对待疾病,说服患者遵守医嘱,坚持治疗,鼓励患者树立战胜疾病的信心。

情景5　出　院　护　理

患者经保守治疗6周后,病情好转,出院随访。

问题5 如何对该患者进行健康教育？

1. **饮食调节** 饮食应少量多餐，进易消化、富营养、无刺激性、不易胀气的食物，忌食生硬、油炸、腌制及熏烤食品，戒烟、酒。如进食后半小时内出现心悸、心动过速、出汗、头昏、全身无力、腹部绞痛、恶心呕吐与腹泻等不适，应立即平卧10~20分钟，避免进甜、过咸、过浓的流质饮食，宜进低碳水化合物、高蛋白饮食，用餐时限汤水。如餐后2~4小时出现头昏、心慌、出冷汗等表现，可进糖类食物改善症状，注意减少碳水化合物摄入量，增加蛋白质比例。

2. **定期复查** 出院后化疗需定期门诊随访，检查肝功能、血常规等，积极预防感染。术后3年内每3个月复查一次，3~5年每半年复查一次，5年后每年一次。如出现腹部不适、胀满、肝区肿胀、锁骨上淋巴结肿大等表现时，应随时复查。

3. **休息活动** 注意休息，劳逸结合，参加适度活动或锻炼，避免过度劳累。

（黄利全）

【思考与练习】

1. 请说出胃癌的转移途径、治疗方法。

2. 如何进行胃癌根治术后的营养支持护理？

3. 胃癌根治术后有哪些远期并发症？

任务二 食管癌患者护理

患者，男性，52岁，个体户，初中学历。因吞咽不适2月余入院。患者2月余前无明显诱因下出现吞咽不适，进食后尤甚，稍感梗阻感、刺痛，伴胸痛，无恶心呕吐，无咳嗽咳痰，无胸闷，无畏寒发热，无腹痛腹胀，目前能进半流质饮食。胃镜示：食管中下段癌。病理诊断：食管鳞状上皮细胞癌（中分化），今为进一步治疗来我院，门诊拟"食管癌"收住入院。既往有"胆囊炎"病史。入院时查体：T 36.6℃，P 70次/分，R 20次/分，BP 126/84mmHg，SpO_2 98%，神志清，皮肤巩膜无黄染，浅表淋巴结未及，两肺呼吸音清，心率70次/分，律齐，腹平软，无压痛及反跳痛，肝脾肋下未及，移动性浊音阴性，肠鸣音3次/分，双下肢无水肿。

辅助检查：

血常规：RBC 4.23×10^{12}/L，WBC 7.6×10^9/L，Hgb 119g/L，Hct 36.1%；血生化：TP 75.5g/L，Alb 43.4g/L。

肿瘤标志物：CEA 1.02ng/ml。

肺功能示：小气道病变可能。

医疗诊断：食管癌

情景1 入院护理

问题1 如何接待该患者？如何做好护理评估？

1. 积极安置患者，介绍病区环境、主管医生及护士。

2. 评估患者职业、居住地和饮食习惯，家庭中有无肿瘤患者，既往有无其他部位肿瘤病史或手术史，有无伴随疾病，如糖尿病、冠心病、高血压、慢性支气管炎等。

3. 评估患者症状，有无吞咽困难、呕吐，能否正常进食，饮食的性质，有无疼痛、部位及性质，患者有无体重减轻、消瘦、贫血、脱水和衰弱，有无锁骨上淋巴结肿大和肝大等，评估患者对疾病的认知程度,有何思想负担,家属对患者的关心程度及经济承受能力等。

4. 护理体检。

5. 配合医生做好进一步检查。

6. 进行必要的健康指导　简单介绍疾病相关知识,指导患者戒烟,解释戒烟的必要性和重要性。指导患者进食高蛋白、富含维生素饮食,避免刺激性食物;少量多餐,细嚼慢咽,保持口腔清洁,餐后漱口;指导配合大小便标本的留取及相关特殊检查注意事项;指导并训练有效咳嗽及腹式深呼吸。

 知识链接

食管癌的临床表现

早期症状:症状常不明显,但在吞咽粗硬食物时可能有不同程度的不适感觉,包括咽下食物哽噎感,胸骨后烧灼样、针刺样或牵拉摩擦样疼痛。食物通过缓慢,并有停滞感或异物感。哽噎停滞感常通过吞咽水后缓解消失。症状时轻时重,进展缓慢。

中晚期:食管癌典型的症状为进行性咽下困难,先是难咽干的食物,继而是半流质食物,最后水和唾液也不能咽下。常吐黏液样痰,为下咽的唾液和食管的分泌物。患者逐渐消瘦、脱水、无力。持续胸痛或背痛表示为晚期症状,癌已侵犯食管外组织。当癌肿梗阻所引起的炎症水肿暂时消退,或部分癌肿脱落后,梗阻症状可暂时减轻,常误认为病情好转。若癌肿侵犯喉返神经,可出现声音嘶哑;若压迫颈交感神经节,可产生Horner综合征;若侵入气管、支气管,可形成食管、气管或支气管瘘,出现吞咽水或食物时剧烈呛咳,并发生呼吸系统感染。最后出现恶病质状态。若有肝、脑等脏器转移,可出现黄疸、腹腔积液、昏迷等状态。

情景2　放疗护理

因患者肿块较大,医嘱予术前放射治疗。

问题2　作为责任护士如何做好放疗护理?

1. 放疗前,由于对放疗缺乏正确认识,患者存在不同程度的焦虑、恐惧心理,情绪低落,护士应关心、体贴患者,耐心做好解释安慰工作,告知治疗的重要性,简明扼要地向患者讲解放疗的相关护理知识,治疗中可能出现的并发症及需要配合的注意事项,主要的放疗不良反应及应对方法,并请康复放疗患者现身说法,以取得患者配合。

2. 照射野皮肤的护理　照射前应向患者说明保护照射野皮肤对预防放射性皮炎的重要性。如选用全棉柔软内衣,避免粗糙衣物摩擦;照射野可用温水和柔软毛巾轻轻沾洗,局部禁用肥皂擦洗或热水浸浴;局部皮肤禁用碘油、酒精等刺激性消毒剂,避免冷热刺激如热敷、冰袋,避免涂抹化妆品等。多汗区皮肤如腋窝、腹股沟、外阴等处保持清洁干燥。

3. 营养和饮食护理　放疗期间嘱患者戒烟酒,避免吃过硬及过酸、过甜等刺激性的食物;保持口腔清洁,反应明显时可服用清热解毒药、消炎止痛药,或维生素B_{12}含服;口腔黏膜疼痛严重者,进食前可用1%利多卡因+庆大霉素+地塞米松+生理盐水含漱,以缓解疼痛。

食管癌照射1~2周后,出现食管黏膜充血水肿、局部疼痛、吞咽困难加重、黏液增多等现象,应做好解释工作,说明照射后组织水肿,并非病情加重,以减轻患者的焦虑,需给予细软易消化的饮食,禁止进食刺激性食物及烟酒。在食品的调配上,注意色、香、味,少量多餐,细嚼慢咽。对严重咽下困难、食后呕吐或随吃随吐者,应按医嘱及时补液。经常观察患者疼痛的性质、有无咳嗽及生命体征的变化,以便及时发现食管穿孔、出血,并需立即禁食、禁水并报告医师。在每次进食后,让患者自饮少量温开水冲洗食管,起到减轻食管炎症和水肿的作用,还可按照医嘱给予1%新霉素碘含片、度米芬(杜美芬)等药物粘于食管壁上,以保护、修复食管黏膜,减轻疼痛和进食困难;鸡蛋清与庆大霉素混合对食管黏膜有保护和消炎作用。禁食熏烤、腌制、霉变及油炸食物。

问题3　放疗常见的并发症有哪些?

放疗常见的并发症有:

1. 放射性皮炎　多在放疗2~3周后出现,表现为照射野区瘙痒、红斑、色素沉着、干性脱皮、起泡、糜烂等,严重的可继发溃疡。

2. 放射性食管炎　多在放疗1~2周后出现,表现为胸骨后不适,进食和饮水时有灼痛感,严重时可出现吞咽堵塞,甚至滴水不进。

3. 放射性食管穿孔　表现为发热、胸骨疼痛或胸部不适、咳嗽、饮水呛咳等。

4. 放射性肺炎　主要表现为放疗中或放疗后1~3个月出现低热、刺激性干咳、胸闷、胸痛、呼吸困难等。

5. 骨髓抑制　主要表现为白细胞减少和血小板下降。

　知识拓展

术前放疗的优势

术前放疗的优势在于:

1. 术前放疗可使瘤细胞活性降低,减少肿瘤的医源性播散。

2. 消灭了瘤体周围的亚临床灶,缩小手术范围,最大程度地保留器官功能。

3. 无手术因素的干扰,肿瘤血供未被破坏,增加放疗敏感性。

4. 术前估计切除困难者,通过放疗提高切除率。

5. 便于观察放疗效果。

6. 提高远期生存率。

情景3　手术后护理

经过术前放疗,肿块明显缩小,休息3周后经充分术前准备在全麻下行食管癌根治术,术后返回病房,放置胃肠减压管、空肠造瘘管、胸腔引流管、导尿管各一根。

问题4　如果你是责任护士,如何做好该患者的术后护理?

1. 安置患者体位　麻醉未清醒时取平卧位,头偏向一侧,以免呕吐物、分泌物吸入而致窒息或并发吸入性肺炎。麻醉清醒血压平稳后改为半卧位。

2. 监测并记录生命体征,每30分钟1次,平稳后可1~2小时1次。观察伤口是否干燥,有无渗血。

3. 呼吸道护理:

(1)氧气吸入。

（2）观察呼吸频率、幅度及节律,听诊双肺呼吸音,有无气促、发绀等缺氧征象。

（3）鼓励并协助患者深呼吸及有效咳嗽:每1~2小时1次。定时给患者叩背,叩背时由下向上、由外向内轻叩震荡,使存在肺叶、肺段处的分泌物流至支气管中并咳出。咳嗽时,护士站在患者健侧,双手紧托伤口部位以固定胸部伤口。固定胸部时,手掌张开,手指并拢。

（4）雾化吸入,以稀释痰液,利于痰液咳出。

4. 饮食护理:

（1）术后禁食期间不可下咽唾液,禁食期间口腔护理每日2次。

（2）禁食期间持续胃肠减压,经静脉补充营养。

（3）术后3~4天待肛门排气、胃肠减压引流量减少后,拔除胃管。

（4）停止胃肠减压24小时后,若无呼吸困难、胸内剧痛、患侧呼吸音减弱及高热等吻合口瘘的症状时,可开始进食。先试饮少量水,术后5~6天可给全量清流质饮食,每2小时100ml,每日6次,由流质饮食、半流质饮食、软食、普食逐渐过渡。术后3周后若无特殊不适可进普食,但仍应少量多餐,细嚼慢咽。避免进食生、冷、硬食物。

（5）食管癌术后,可发生胃液反流至食管,指导患者饭后2小时内避免平卧,睡眠时将床头抬高。

5. 引流管的护理:

（1）胃肠减压的护理:术后3~4天内持续胃肠减压,妥善固定胃管,防止脱出,严密观察引流液量、颜色及性状。经常挤压胃管,勿使管腔堵塞。胃管不通畅者,可用少量生理盐水冲洗并及时回抽,若胃管脱出,应严密观察病情,不应盲目再插入,以免戳穿吻合口,造成吻合口瘘。

（2）空肠造瘘管的护理:观察造瘘管周围有无渗出液,及时更换渗湿的敷料并在造瘘口周围涂氧化锌软膏或置凡士林纱布保护皮肤。

（3）维持胸腔闭式引流管通畅,观察引流液量、颜色及性质。

6. 活动指导:

（1）食管癌切除术后患者如无不适,应鼓励早期离床活动,根据患者情况逐渐增加活动量,若出现头晕、气促、心动过速、心悸和出汗等症状时应立即停止活动。

（2）促进手术侧手臂和肩关节的运动:预防术侧胸壁肌肉粘连、肩关节强直及失用性萎缩。患者麻醉清醒后,可协助进行臂部、躯干和四肢的轻度活动,术后第1天开始做肩、臂的主动运动,如伸臂、内收、前屈上肢、肩臂弯曲、上举、内收肩胛骨等。为使患者锻炼术侧肩臂,可将床旁桌放在术侧,鼓励患者术侧手臂去拿东西、吃饭及牵拉布条,自己练习坐起及卧下。

7. 并发症的观察　出血、肺不张或肺部感染、心律失常、吻合口瘘、乳糜胸、食管气管瘘、吻合口狭窄等。

情景4　吻合口瘘护理

术后6天,患者进食后突然出现呼吸困难、寒战、高热, T 39.3℃, P 128次/分, R 32次/分, BP 112/64mmHg, SPO_2 91%。

问题5　该患者出现了什么情况? 该采取哪些措施?

考虑该患者出现吻合口瘘。应立即通知医生并配合处理:

1. 立即禁食、胃肠减压。

2. 保持胸腔闭式引流通畅,观察引流液量、颜色及性质。

3. 遵医嘱予抗感染治疗及肠内、肠外营养支持。

4. 严密观察生命体征变化,若出现休克症状,应积极抗休克治疗。

5. 加强基础护理,保持口腔清洁及皮肤清洁,预防并发症,促进患者舒适。

6. 如需再次手术者,做好急诊术前准备。

问题6　如何做好肠内营养的护理?

1. 妥善固定空肠造瘘管,每班评估外露长度。观察造瘘管周围有无渗出液,及时更换渗湿的敷料并在造瘘口周围涂氧化锌软膏或置凡士林纱布保护皮肤。

2. 协助患者取半卧位,每次输注肠内营养液前及期间,每隔4小时抽吸并估计有无残留,若残留量大于100~150ml,应延迟或暂停输注。若患者突然出现呛咳、呼吸急促、腹痛或咳出类似营养液的痰或空肠造瘘管周围有类似营养液渗出,应疑有喂养管移位或误吸的可能,应立即停止输注并报告医生处理。

3. 每次输注前及每隔4小时用温开水冲洗营养管,通畅后开始输注,结束后再次用温开水冲洗管道,以免管道堵塞。若营养管不慎脱出,立即通知医生处理。

4. 输注时注意温度、速度及浓度。营养液宜从少量开始,逐渐增加到全量。输注速度以20ml/h起,逐渐加速并维持滴速为100~120ml/h。营养液的温度以接近体温为宜,一般以38~40℃为宜。

5. 避免营养污染、变质,营养液应现配现用,每日更换输液皮管。

6. 保持营养管输注通畅,避免营养管扭曲、折叠、受压,注意观察有无腹痛、腹胀、腹泻、反流等不适,若有此症状,立即减慢速度或停止输注,并报告医生。

 知识链接

肠内营养并发症

1. **机械性并发症**　主要与喂养管的放置、柔软度、位置及护理有关。

(1)鼻咽部及食管黏膜损伤:常因喂养管质硬、管径粗、置管时用力不当或放置时间较长,压迫损伤鼻咽部黏膜所致。

(2)喂养管阻塞:常见原因:①营养液未调匀;②药丸未经研碎即注入喂养管;③添加药物与营养液不相容,形成凝结块;④营养液较黏稠、流速缓慢,黏附于管壁;⑤管径太细。

2. **感染性并发症**

(1)误吸致吸入性肺炎:多见于鼻胃管喂养者。原因:①胃排空迟缓;②喂养管移位;③体位不当,营养液反流;④咳嗽和呕吐反射受损;⑤精神障碍;⑥应用镇静剂及神经肌肉阻滞剂。

(2)腹膜炎:偶见因空肠造瘘管滑入游离腹腔及营养液流入而并发急性腹膜炎。

3. **胃肠道并发症**　是肠内营养治疗时最多见的并发症,包括恶心、呕吐、腹胀、腹痛、便秘和腹泻等。其中最常见的是腹泻,约占肠内营养治疗患者的5%~30%。导致腹泻的原因:①伴同用药;②肠内营养剂的类型;③营养液的渗透压;④低蛋白血症;⑤营养液污染;⑥输注速度过快或温度过低。

4. **代谢性并发症**　如高血糖或水电解质紊乱。

情景5　出院护理

患者经禁食、胃肠减压、充分引流、营养支持、抗感染等治疗后,病情好转,经食管造影后显示造影剂无外漏,评估患者:T 36.3℃,P 82次/分,R 20次/分,BP 126/64mmHg,SPO₂ 98%,准备出院。

问题7　作为责任护士,应如何为该患者做好出院指导?

1. 饮食　少量多餐,由稀到干,逐渐增加进食量,避免进食刺激性食物和碳酸饮料,避免进食过快、过量或过硬的食物,质硬的药片碾碎后服用,避免进食花生、豆类等。患者进食2小时内不宜立即平卧,睡眠时垫高枕头,以免食物反流。

2. 活动和休息　保证充分睡眠,劳逸结合,避免重体力劳动,逐渐增加活动量。术后早期不宜下蹲大小便,以免引起体位性低血压或发生意外。

3. 保持心情舒畅,加强自我观察　若术后3~4周再次出现吞咽困难,可能为吻合口狭窄,应及时回院就诊。

4. 定期复查,坚持后续治疗。

(章素花)

【思考与练习】

1. 食管癌术后如何观察并发症?

2. 食管癌术后如何做好饮食指导?

任务三　肺癌患者护理

患者,王先生,64岁,农民,小学学历,吸烟史40余年,每天1包。因"咳嗽伴痰中带血20天"入院。患者20天前在无明显诱因下出现咳嗽,为阵发性连声咳嗽、咳痰,咳嗽与体位及活动无关,无明显加剧及缓解因素,伴痰中带血,晨起时明显,无胸闷及呼吸困难,无活动后气促,无胸痛,无发热,无夜间盗汗,无头痛头晕,无声音嘶哑,无黄疸,无腹痛腹胀。胸部CT示:左肺门占位,肿瘤首先考虑。今为进一步治疗来我院就诊,门诊拟"左肺癌"收住入院。既往有颈椎病史,胆囊切除术后2年。

入院检查:T 36.5℃,P 76次/分,R 20次/分,BP 136/74mmHg,SpO₂ 97%,神志清楚,颈静脉无怒张,气管居中,两侧呼吸运动对称,两肺呼吸音清,心率76次/分,律齐。腹平软,无压痛及反跳痛,肝肋下未及,移动性浊音阴性,双下肢无水肿。

辅助检查:

血常规:WBC 6.8×10^9/L, N 67.7%, RBC 4.67×10^{12}/L, Hgb 124g/L, PLT 238×10^9/L

纤支镜检查示:左上叶支气管开口处可见一新生物,表面见白色坏死物质覆盖,管腔狭窄,气管镜不能进入。

颅脑磁共振未见异常。

全身骨显像未见明显转移征象。

肺功能示:轻度阻塞性为主的混合性通气功能障碍。

医疗诊断:左肺癌

情景1　入院护理

问题1　作为责任护士如何接待该患者?如何做好护理评估?

1. 积极安置患者,介绍病区环境、主管医生及护士。

2. 评估患者职业、吸烟史、吸烟的时间和数量,家庭中有无肺部疾患或其他肿瘤患者,既往有无其他部位肿瘤病史或手术史,有无伴随疾病,如糖尿病、冠心病、高血压、慢性支气管炎等。评估患者症状,咳嗽是否为刺激性,有无咳痰,痰量及性状,有无疼痛、部位及性质,有无呼吸困难,有无发绀、贫血、杵状指,有无低蛋白血症等。评估患者对疾病的认知程度,有何思想负担,家属对患者的关心程度及经济承受能力等。

3. 护理体检。

4. 配合医生做好进一步检查。

5. 进行必要的健康指导　简单介绍疾病相关知识,指导患者戒烟,解释戒烟的必要性和重要性。指导配合大小便标本、痰标本的留取及相关特殊检查注意事项。

 知识链接

肺癌的临床表现

1. 由原发肿瘤引起的症状　①咳嗽:最常见;②咯血:间断咯血或痰中带血;③胸闷、气促;④支气管狭窄所致;⑤体重下降;⑥发热;⑦气促或喘鸣。

2. 由肿瘤局部转移引起的症状　①胸痛;②呼吸困难;③咽下困难;④声音嘶哑(2%~18%);⑤上腔静脉阻塞综合征;⑥Horner综合征:肺上沟癌(Pancoast瘤)常压迫颈交感神经引起同侧瞳孔缩小、上眼睑下垂、额部少汗等。

3. 由肿瘤远处转移引起的症状　①转移至脑、中枢神经系统:头痛、呕吐、眩晕、复视、共济失调等神经系统症状;②转移至骨骼:局部疼痛和压痛;③转移至肝:肝区疼痛、厌食、肝大、黄疸、腹水等;④转移至淋巴结:锁骨上淋巴结,多位于前斜角肌区,无痛,质硬。

4. 非转移性肺外表现　包括内分泌、神经肌肉、结缔组织、血液系统和血管的异常改变,又称副癌综合征。常见有:①内分泌紊乱与代谢异常:库欣综合征,类癌综合征,抗利尿激素(ADH)分泌增加,促性腺激素(HCG)分泌增加;②神经肌肉系统表现:肌无力和多发性肌炎;末梢神经病,肌肉疼痛和感觉异常;小脑变性:共济失调,眩晕,眼球震颤;③结缔组织和骨骼系统:肥大性肺骨关节病;黑色棘皮症:腋窝或肢体屈面皮肤增厚,色素沉着;硬皮病;④血液系统:血栓性表现:游走性栓塞性静脉炎、心内膜炎;出血性表现:DIC、贫血、血小板减少性紫癜。

情景2　术前护理

该患者支气管镜活检示:中低分化鳞癌。目前诊断明确,无明显手术禁忌证,拟全麻下行右全肺切除术。

问题2　术前如何指导患者进行呼吸功能锻炼?

1. 呼吸功能锻炼前的准备　使全身肌肉尽量放松,通过减轻其紧张度减少能量消耗,消除紧张情绪。

2. 缩唇呼吸　从鼻子自然吸气1次,此时一边数1、2,再从自然状态开始呼气,缩唇(口形如吹口哨状)缓慢把气体呼出来,此时一边数1、2、3、4,注意呼气时间是吸气时间的两倍。

3. 腹式呼吸　一只手放于胸前,呼吸时这只手几乎感觉不到在动,另一只手放在腹部,吸气时确认腹部突出,想象着使腹中的气球膨胀起来的感觉;呼气时确认腹部向里凹陷,想象着气球放气时的情景,反复练习5分钟。

问题3　如何做好术前准备? 术前需做哪些健康指导?

1.立即做必要的检查化验,如血常规、血气分析等。

2.做好以下术前准备:

(1)左胸部皮肤准备。

(2)备血。

(3)药物过敏试验。

(4)麻醉前用药。

(5)更换手术衣裤等。

(6)准备好水封瓶、胸片等带入手术室。

3.术前健康指导:

(1)简单介绍疾病,解释手术的名称、手术的必要性,手术前准备的内容,取得患者的配合。

(2)告知麻醉的方法和麻醉中的注意事项,解除患者的紧张。

(3)告知患者术前不能进食、进水,并解释原因,防止术中发生意外。

(4)告知患者术中的注意事项,需要的配合等。

(5)指导腹式深呼吸及有效咳嗽。

情景3　术　后　护　理

全肺切除术后送入病房,放置右胸腔引流管一根,导尿管一根。

问题4　如果你是责任护士,如何做好该患者的术后护理?

1.安置患者体位　麻醉未清醒时取平卧位,头偏向一侧,以免呕吐物、分泌物吸入而致窒息或并发吸入性肺炎。麻醉清醒血压平稳后改半卧位,应避免过度侧卧,可采取1/4侧卧位,禁止完全健侧卧位,以预防纵隔移位和压迫健侧肺而导致呼吸循环功能障碍。

2.加强呼吸道护理

(1)氧气吸入。

(2)观察呼吸频率、幅度及节律,健侧呼吸音,有无气促、发绀等缺氧征象以及血氧饱和度等。

(3)鼓励并协助患者深呼吸及有效咳嗽　每1~2小时1次。定时给患者叩背,叩背时由下向上,由外向内轻叩震荡,使存在肺叶、肺段处的分泌物流至支气管中并咳出。咳嗽时,护士站在患者健侧,双手紧托伤口部位以固定胸部伤口。固定胸部时,手掌张开,手指并拢。

(4)雾化吸入,以稀释痰液,利于痰液咳出。

3.观察病情　定时监测生命体征,观察患者神志、面色、气管位置、有无皮下气肿、有无呼吸窘迫现象。

4.饮食和活动:

(1)全肺切除术后患者如无不适,应鼓励早期离床活动,根据患者情况逐渐增加活动量,若出现头晕、气促、心动过速、心悸和出汗等症状时应立即停止活动。

(2)促进手术侧手臂和肩关节的运动:预防术侧胸壁肌肉粘连、肩关节强直及失用性萎缩。患者麻醉清醒后,可协助进行臂部、躯干和四肢的轻度活动,术后第1天开始作肩、臂的主动运动,如伸臂、内收、前屈上肢、肩臂弯曲、上举、内收肩胛骨等,鼓励患者取直立的功能位,预防脊椎侧弯,以维持正常姿势。为使患者锻炼术侧肩臂,可将床旁桌放在术侧,鼓励患者使用术侧手臂去拿东西,吃饭及牵拉布条,自己练习坐起及卧下。

（3）麻醉清醒后且无恶心现象即可饮水,若无不适即可进食,饮食宜高蛋白、高热量、高维生素、易消化食物。注意有无胃扩张引起横膈上抬,导致余肺受压,出现呼吸困难、心率加快等现象。腹胀的患者应给予腹部热敷、按摩,必要时行胃肠减压。

5. 维持液体平衡 术后严格控制输液的量和速度,防止前负荷过重而导致肺水肿。全肺切除术后患者应控制钠盐摄入量。一般而言,24小时补液量宜控制在2000ml以内,速度20~30滴/分为宜。

6. 维持胸腔闭式引流管通畅 全肺切除术后胸腔引流管一般呈钳闭状态,为保证术后患侧胸腔内有一定的渗液,减轻或纠正明显的纵隔移位。可酌情放出适量的气体或引流液,以维持气管和纵隔处于中间位置。密切观察引流液的颜色、性状,每次放液量不宜超过100ml。速度宜慢,避免快速、多量放液引起纵隔突然移位导致心脏骤停。

7. 伤口护理 观察伤口是否干燥,有无渗血,伤口周围有无皮下气肿等。

8. 并发症的观察 出血、肺部感染、心律失常、肺水肿、急性呼吸衰竭、支气管胸膜瘘、肺动脉栓塞等。

 知识拓展

肺动脉栓塞

肺动脉栓塞(pulmonary embolism, PE)的定义是内源性或外源性栓子堵塞肺动脉或其分支引起肺循环障碍的临床和病理生理综合征。其中最主要、最常见的种类为肺动脉血栓栓塞(pulmonary thromboembolism, PTE),肺动脉栓塞后发生肺出血或坏死者称肺梗死(pulmonary infarction)。

肺动脉血栓栓塞的三要素：①血流停滞；②血液高凝状态；③血管壁损伤。其临床表现取决于肺栓塞及梗塞的程度及部位。基本有四个临床症候群：①急性肺心病：突然呼吸困难、濒死感、发绀、右心衰竭、低血压、肢端湿冷,见于突然栓塞两个肺叶以上的患者；②肺梗死：突然呼吸困难、胸痛、咯血及胸膜摩擦音或胸腔积液；③"不能解释的呼吸困难"：栓塞面积相对较小,是提示无效腔增加的唯一症状；④慢性反复性肺血栓栓塞：起病缓慢,发现较晚,主要表现为重症肺动脉高压和右心功能不全,是临床进行性的一个类型。

情景4 出院护理

术后10天,胸引管已拔除,切口愈合好,已拆线,评估患者: T 36.8℃,R 20次/分、P 84次/分、BP 128/70mmHg。神志清楚,精神状态良好,准备出院。

问题5 如果你是责任护士,应如何为该患者做好出院指导?

1. 注意休息,避免重体力劳动,每天保证充分休息与活动。

2. 保持良好的口腔卫生,避免出入公共场所或与上呼吸道感染者接近,避免居住或工作于布满灰尘、烟雾及化学刺激物品的环境。

3. 保持愉快的心情,消除一切不良习惯,劳逸结合,提高自身免疫力。

4. 保持良好的营养状况,进食高蛋白、高热量、高维生素易消化食物,戒烟。

5. 出院后数星期内,仍应进行术侧上肢功能锻炼。

6. 3~4周后回院化疗(或放疗),若出现伤口疼痛、剧烈咳嗽、咯血或有进行性倦怠等情况,应立即回院就诊。

 知识拓展

吸烟与肺癌

吸烟人群中易罹患肺癌者与下列因素有关:

1. 吸烟20年以上。
2. 20岁以下开始吸烟。
3. 每天吸烟20支以上。
4. 一支接一支抽,吸剩的烟头短。
5. 每天吸进的烟量多,且大部分吸入肺部。
6. 有慢性支气管炎而又吸烟者。

 知识拓展

出现哪些情况应怀疑肺癌?

有下列情况应怀疑肺癌,尤其是40岁以上吸烟者:

1. 刺激性干咳,持续2~3周,治疗无效,或原有咳嗽性质改变。
2. 反复咯血,或胸痛者。
3. 同一部位反复出现肺炎。
4. 单侧局限性哮鸣音,或局限性肺气肿、肺不张。
5. 原因不明的四肢关节痛及杵状指(趾)。
6. 肺结核经抗结核治疗后阴影无变化或增大。
7. 原因不明的肺脓肿,无中毒症状、无大量脓痰。
8. 血性胸水或胸水在治疗过程中增长迅速。
9. 孤立性圆形病灶和单侧肺门阴影增大。

(章素花)

【思考与练习】

1. 肺癌除了手术治疗,还有哪些治疗方法?
2. 肺癌发生的常见原因有哪些?如何预防?如何做好健康指导?
3. 肺癌术后常见并发症的临床表现及处理包括哪些内容?

任务四　乳腺癌患者护理

张女士,43岁,高中学历,餐饮店经理。发现左乳肿块1年余入院。患者1年前无意中发现左乳房有肿块,无触痛,无乳头溢液,无红、肿、热、痛,一直未治疗。本次因单位体检查B超发现左乳肿块收治入院。

患者生育有一女,未曾哺乳。本次住院丈夫、女儿陪同,家庭关系和睦。

入院查体: T 36.9℃, P 98次/分, R 20次/分, BP 133/77mmHg。锁骨上淋巴结未触及,左腋下可触及2.0cm×3.0cm大小淋巴结,质地硬,边界清,活动度差,无疼痛。左乳乳头乳晕凹陷,左乳外上象限可及5.0cm×4.0cm大小肿块,质硬,边界不清,活动度差,皮肤无破损,无触痛。右乳未触及明显肿块。

辅助检查:

血常规: WBC 6.7 × 10^9/L, N 65%, RBC 4.6 × 10^{12}/L, Hgb 98g/L, PLT 187 × 10^9/L。

B超示: 左乳低回声结节伴钙化,左侧腋下淋巴结肿大,双乳小叶增生。

双乳钼靶示: 左乳外上象限肿块,乳腺癌首先考虑。

左乳肿块粗针穿刺病理: 左乳浸润性导管癌。

免疫组化: ER(+++),PR(+),CerB-2(+−),Ki-67(+++),Ecadherin(+++),HCK(−)

医疗诊断: 左乳腺癌

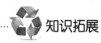知识拓展

炎性乳房癌

炎性乳房癌是特殊类型的乳房癌,罕见,多发生于年轻妇女,尤其是妊娠或哺乳期,发病急、病变范围广、转移早、预后差,往往累及乳腺1/3或1/2以上。乳房弥漫性变硬、变大,皮肤增厚,肿胀,皮温高,皮肤颜色为特殊的暗红或紫红色,呈"橘皮样",触之韧感,可出现乳头痒、上肢水肿和骨痛。

情境1　心 理 护 理

该患者入院第一天,因为担心疾病的治疗和预后,一直伤心哭泣。

问题1　如果你是责任护士,如何做好该患者的心理护理?

1. 快速评估　该患者入院第一天,已经知道疾病诊断,处于愤怒期。丈夫、女儿全程陪同安慰,支持系统完善。

2. 责任护士建立相对独立的空间,如拉好床帘,多陪伴患者,耐心倾听患者的诉求,可准备纸巾放在患者身边。

3. 通过沟通和交谈,诱导患者表达真实感受或想法,说出担心的原因、对疾病的看法。注意沟通的技巧,维护患者的自尊。

4. 纠正感知错误,比如患了癌症就是绝症,进行乳腺癌相关的健康教育,治疗手段及简单的注意事项。

5. 请其他病友介绍成功治疗的经验,增加患者安全感。

6. 请家人继续陪伴,相互支持。尽量提供生活上的便利,使患者尽早适应陌生的环境。

 知识链接

癌症患者心理变化分期

　　癌症患者不同心理特征者心理变化分期差异大,各期持续时间、出现顺序也不尽相同,也可以各期反复出现。

　　1. 震惊否认期　患者初悉病情,可反应迟钝,继之怀疑诊断的可靠性,会到处求医咨询。该期是患者对疾病应激产生的保护性心理反应。

　　2. 愤怒期　患者确定了癌症的诊断后,产生恐慌、哭泣、愤怒、冲动性行为,该期是适应性心理反应。

　　3. 磋商期　患者已经初步经历了患病治病的一些体验,能正视现实,但心存幻想,希望出现奇迹,相信偏方等。

　　4. 抑郁期　当治疗效果欠佳、肿瘤复发、出现严重并发症或疼痛难忍时,患者出现绝望情绪,对治疗依从性差,失去信心。

　　5. 接受期　患者已然接受现实,情绪平稳,心境平和,不再关注自我角色,专注于自身的症状,处于无望无助的状态。

情境2　化 疗 护 理

接到医嘱: 行TEC方案新辅助化疗。

问题2　配置化疗药物时护士如何做好防护?

1. 配置化疗药物需在生物安全柜内进行。

2. 使用一次性防护服、口罩、帽子、聚氯乙烯手套外再戴一双橡胶手套。

3. 割安瓿前轻弹颈部,使附着的药液流入安瓿底部。打开安瓿时,用无菌纱布包裹,以防割破手套或沾上药液。

4. 溶解粉末药物时,溶媒应沿着安瓿壁缓慢注入,待药粉渗透后再搅动。

5. 从玻璃瓶中抽吸药物时,防止瓶内压力过高,反复多次少量注入空气和抽吸。

6. 所抽的药液不宜超过注射器容量的3/4,以防药液外溢。

7. 配置过程中有药液漏出污染操作台时,用纱布吸尽药物,清水冲洗,再用清洁剂反复清洗后,最后再用清水冲洗干净。

8. 配置过程中如不慎有药物溅到皮肤上或眼睛内,需立即用清水或生理盐水反复冲洗。

9. 配置结束后,将使用过的注射器、药物安瓿、手套、口罩等所有用物装入密封的塑料袋内,扎口后放入有特殊标记的有盖容器中。

问题3　静脉化疗如何保护和选择血管? 该患者最佳静脉给药方法是什么?

1. 保护和选择血管的方法有:

(1)化疗初期就应该严格制定输液计划,实施最佳的血管保护方案。

(2)选择血管应由远端向近端、由背侧向内侧选择。

(3)尽量选择粗、直、弹性好的血管进行穿刺。

(4)避免在同一部位进行反复穿刺或多次穿刺。

（5）除上腔静脉压迫综合征外，避免下肢静脉化疗。

（6）乳腺癌新辅助化疗期间可选择患肢穿刺，手术后避免患肢穿刺。

（7）尽量避免外周静脉化疗，选择深静脉置管、外周静脉穿刺中心静脉导管（PICC）和植入式输液管。

2.经评估该患者家庭经济条件允许，回医院导管护理方便，第一次化疗即制定方案，选择右上肢贵要静脉PICC置管。

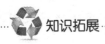 知识拓展

新辅助化疗

新辅助化疗又称术前化疗或诱导化疗，是指对于非转移性肿瘤在局部治疗前进行的化疗。新辅助化疗可使原发病灶缩小，达到降期和提高手术切除率的目的。同时也可以测定肿瘤对化疗的敏感性，清除或抑制可能存在的微转移灶。

 知识拓展

PICC

外周静脉穿刺中心静脉导管（peripherally inserted central catheter, PICC）是指经外周静脉穿刺置入的中心静脉导管，其导管尖端最佳的位置在上腔静脉中下1/3处（图6-1）。用于为患者提供中期至长期的静脉输液治疗（5天至1年）。PICC尤其适用于肿瘤化疗患者，避免了反复静脉穿刺所致的机械性损伤或化疗药外渗所致的化学性静脉炎及组织坏死。目前在临床中应用越来越广泛。

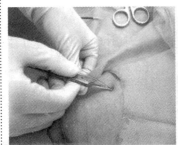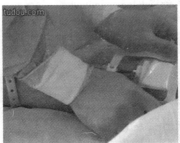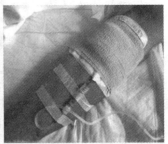

图6-1　PICC

情境3　低粒细胞期护理

患者化疗后第8天，患者诉乏力、口腔溃疡、四肢酸痛，测T 37.4℃，P 102次/分，R 20次/分，BP 138/80mmHg。

查急诊血常规：WBC 0.8×10^9/L，N 85%，RBC 4.0×10^{12}/L，Hgb 8.8g/L，PLT 150×10^9/L。

问题4　患者目前首优的护理问题是什么？应采取哪些护理措施？

[首优护理问题]

有感染的危险　与化疗后骨髓抑制致白细胞下降及免疫低下有关。

[护理措施]

1. 层流室隔离或简易隔离(单人病房),每日紫外线消毒2~3次。

2. 指导患者多卧床休息,限制访客,接触患者前后手要消毒。

3. 各项护理操作时,严格执行无菌操作原则。

4. 鼓励患者进食高蛋白、高维生素食物,如鱼、牛奶、新鲜蔬菜等,少量多餐。避免进食刺激性及粗糙食物,如酸、辣、腌制品、油炸食物。

5. 指导患者多饮开水,每日2000ml以上,以减轻药物毒性反应。

6. 注意饮食卫生,不吃隔夜食物或不洁食物。饭菜要求彻底煮熟。

7. 注意个人卫生,餐后睡前漱口,使用软毛牙刷。及时更换衣裤,修剪指、趾甲。便后温水清洗肛周。

8. 观察生命体征变化、口腔黏膜情况,四肢酸痛有无好转。

9. 遵医嘱使用口腔溃疡喷雾剂或漱口液含漱,使用人粒细胞刺激因子等升白细胞药物。

10. 遵医嘱及时复查血常规、肝功能。

 知识链接

化疗药物常见毒副作用

1. 近期毒性

(1)局部不良反应:如血栓性静脉炎、局部组织坏死。

(2)全身性反应:

1)胃肠道反应:恶心呕吐是最常见的不良反应,另外还有食欲下降、腹痛、腹泻等。

2)骨髓抑制:通常先出现白细胞减少,尤其是粒细胞减少,继而出现血小板降低。

3)肺毒性反应:如博来霉素、白消安等引起肺损伤,主要表现为间质性肺炎和肺纤维化。

4)心脏毒性反应:多柔比星、柔红霉素、米拖蒽醌等对心脏有毒性,严重者可出现心律失常,甚至心力衰竭。

5)肝脏毒性反应:表现为乏力、黄疸、肝肿大、血清转氨酶升高等。

6)肾和膀胱毒性:顺铂、丝裂霉素可损伤肾实质,环磷酰胺、异环磷酰胺可导致出血性膀胱炎等。

7)神经毒性反应:早期症状为肢体远端麻木,感觉异常或肌无力。奥沙利铂的急性神经毒性十分常见。

8)脱发和皮肤反应:可有皮肤干燥、色素沉着、皮疹,口腔黏膜溃疡,指甲变黑,脱发等。

9)过敏性反应:门冬酰胺酶、紫杉醇和博来霉素等可导致过敏反应。

2. 远期毒性　生殖功能障碍及致畸、致癌作用。

情境4　术后护理

经过4次化疗,患者左乳肿块明显缩小,查体左乳外上象限肿块2.0cm×2.0cm大小,边界不清。辅助检查排除手术禁忌证,在全麻下行左乳癌改良根治术,术中左腋下及胸骨旁放置一次性负压引流管各1根。现术后返回病房。

问题5 如何做好该患者的术后护理?

1. 安置患者体位 术后去枕平卧6小时,麻醉清醒、血压平稳后采取半卧位。可抬高患肢,保持内收状态。避免患侧卧位。

2. 伤口护理

(1)保持皮瓣血供良好。

1)观察皮瓣颜色:正常皮瓣紧贴胸壁,正常皮肤色,如皮瓣色泽苍白,提示血液循环欠佳;皮瓣起水泡,提示皮肤有灼伤,均需报告医生处理。

2)观察上肢血液循环:观察上肢有无发麻、肿胀、皮肤苍白,或桡动脉搏动细弱等腋窝血管受压情况。

3)观察胸壁、腋窝有无积血积液:观察敷料有无渗血、渗液,皮瓣下是否饱满,有无肿胀、积血,腋窝下有无饱胀感,如发现异常及时通知医生。

4)胸部弹力绷带或胸带加压包扎:利于皮瓣紧贴胸壁,防止积液积气及皮瓣移位。包扎松紧度以能维持血运又不影响患者呼吸为宜,一般能容纳一指。

(2)维持有效引流:

1)妥善固定:引流管固定于床边,预留一定的长度,利于患者翻身。负压瓶可装于袋子中,床边行走时避免踢翻。

2)保持有效负压及引流通畅:抽吸式负压瓶注意观察负压表,一般压力为-40~-80mmHg,压力过大易引起出血,压力过小达不到引流效果。如使用一次性密闭式负压引流瓶,注意观察真空指示器有无内陷,观察各连接口连接是否紧密,保持负压瓶处于负压状态。注意打开各负压引流瓶的开关。

3)观察引流液量和性质:观察引流液色泽、引流速度,如术后每1小时内引流液大于100ml或色泽鲜红,提示有活动性出血,及时通知医生处理。

3. 术后指导:

(1)多做深呼吸,有痰液及时咳出,预防肺部并发症。

(2)麻醉清醒后4~6小时可进食少量易消化食物。

(3)床上活动双下肢,促进血液循环,预防下肢深静脉血栓。

(4)患肢仅做握拳、伸指活动。不用患肢支撑身体。

问题6 术后如何指导患者进行患肢功能锻炼?

1. 手术后即可抬高患肢,保持内收状态。可用特制小枕头垫高患侧上臂。

2. 术后24小时内可活动患侧手指及腕关节,练习握拳、伸指。

3. 术后2~3天可练习屈腕、屈肘、伸臂运动。

4. 术后4~5天可练习手摸对侧肩和同侧耳朵,鼓励逐步患肢洗脸、刷牙等。

5. 术后6~7天可练习肩关节抬高运动。

6. 术后10天左右可逐渐抬高患肢,进行面对墙的手指爬墙运动,逐日爬高。

7. 术后14天后可双臂平伸,可在指导下进行器械锻炼运动。

8. 功能锻炼的内容和活动量要根据患者实际情况而定,术后7~10天内不外展肩关节,不以患肢支撑身体,以免皮瓣移位影响创面愈合。

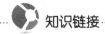知识链接

乳腺癌术后并发症

手术常见并发症：

1. 出血　术后24~48小时内常见,表现为皮瓣下、腋窝饱满,引流管内血性引流液增多。

2. 腋窝及皮下积液　表现为皮下、腋窝有波动感。可能与皮下积液未能彻底引流、皮下淋巴管开放、皮瓣张力过大等有关。

3. 上肢水肿　表现为术侧上肢肿胀,皮肤色泽一般无变化。可能与腋窝淋巴结侧支循环建立不全,上肢淋巴结回流障碍有关。

4. 皮瓣坏死　一般发生在术后24小时,表现为皮瓣缺血,皮肤逐步发紫发黑。

5. 其他　如气胸、神经损伤等。

情境5　出院护理

术后10天,患者已拔除腋下、胸骨旁引流管,胸壁皮瓣无坏死,缝线未拆除,腋下无积液,左侧上肢无肿胀,医嘱出院。

问题7　如何预防患肢淋巴水肿?

1. 患肢避免任何外界压力,避免患肢测量血压、拎提重物、穿紧身衣、背较重的包等,睡觉时避免患肢受压。

2. 给予患肢支持,避免长时间下垂。平卧时患肢下方垫小枕头抬高,半卧位时可将患肢放在胸腹部,避免患肢受压;长时间静态工作时将患肢适度抬高;患肢避免下垂过久。

3. 避免患肢外伤或皮肤破损,避免在患肢进行输液、注射、抽血等,劳动时尽量戴手套避免外伤,发现皮肤破损尽早处理。

4. 促进淋巴回流,平时多做向心性患肢按摩,进行屈伸肘关节活动。出现肢体水肿可戴弹力袖促进淋巴回流。

5. 乳腺癌手术清扫了腋窝淋巴结,上肢淋巴结回流障碍,易造成患肢淋巴水肿。

6. 淋巴水肿的预防宜长期坚持。

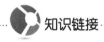知识链接

急性乳房炎

急性乳房炎是指乳房的急性化脓性感染,多发生在产后哺乳期妇女,主要病因为各种原因引起的乳汁淤积和细菌入侵,临床表现为患侧乳房胀痛、波动性疼痛和压痛,局部红、肿、热、痛,同侧淋巴结肿大、疼痛。随着炎症发展,可出现高热不退、寒战等。

急性乳房炎的护理措施:

1. 注意休息,穿宽松内衣。

2. 患乳暂停哺乳,吸乳器吸净乳汁。

3. 患乳局部消炎止痛膏等外敷,促进炎症消散。

4. 高热患者给予物理降温,出汗多时及时更换衣裤。

5. 遵医嘱按时使用抗生素,正确留取检验标本。

6. 脓肿形成切开引流者,及时更换敷料,保持引流通畅。

7. 观察生命体征,乳房肿胀有无消退,伴随症状。

8. 指导患者养成正确的哺乳习惯,及时处理乳头破损。

9. 心理护理,乳房炎治愈后鼓励继续哺乳。

（虞建华）

【思考与练习】

1. 乳腺癌除了手术和化疗外,还有哪些治疗方法?

2. 女性如何进行乳房的自我检查?

3. 肿瘤患者如何进行饮食指导?

任务五　原发性肝癌患者护理

患者,女性,69岁,文盲,农民。因乏力纳差1月余入院。患者1个月前无明显诱因下出现全身乏力,胃纳减少,体重较前明显下降,无畏寒发热,无胸闷气闭,无恶心呕吐,无皮肤眼白发黄。查体:神志清楚,精神好,心律齐,未闻及杂音,两肺呼吸音清。腹部软,剑突下5cm处触及硬性包块,有压痛,肝肋下7cm,质地稍硬,边缘锐利,轻压痛,移动性浊音阴性,双下肢无水肿。T 36.7℃,P 91次/分,R 20次/分,BP 112/68mmHg。患者既往有乙肝病史多年。

辅助检查:

血常规:WBC 2.7×10^9/L, N 28.6%, RBC 1.76×10^{12}/L, Hgb 76g/L, PLT 42×10^9/L

血生化:AST 73U/L, Alb 37.4g/L,乙肝三系大三阳,AFP 20000ng/ml。

B超:左肝多发低回声占位,建议进一步检查。

CT:左肝外叶巨块型肝癌,左肝内叶小结节,恶变结节首先考虑。

医疗诊断:

1. 左肝癌

2. 肝炎肝硬化

情境1　介入手术护理

入院后第三天接到医嘱:患者拟明日行介入治疗。

问题1　介入治疗前如何做好准备工作?

1. 碘过敏试验,如用进口碘化油,可不做皮试。

2. 术前禁食禁饮2~4小时。

3. 术前常规检查血常规、凝血时间、肝肾功能,改善肝功能及营养状况。

4. 训练床上大小便。

5. 个人卫生处置,会阴部备皮,更换手术衣裤。

6. 心理护理,简单告知手术过程及我科该手术技术力量,消除患者焦虑心理。

问题2　患者介入术后回病房,应如何护理?

1. 患者入病房立即安置体位,可平卧或低半卧位。

2. 立即测量生命体征,与介入科医师做好交接。

3. 观察穿刺处敷料松紧是否适宜,有无渗血,并予沙袋压迫6小时。

4. 观察小便情况及尿色,观察肢端温度及足背动脉搏动情况。

5. 必要时可吸氧。

6. 遵医嘱予抗炎补液治疗,必要时可使用止吐药物。

7. 发热患者做好高热护理。

8. 观察术后并发症如异位栓塞、栓塞区域感染、脏器坏死等。

9. 次日复查血常规、肝功能。

问题3 责任护士如何对患者及家属进行健康教育?

1. 术后即可进食清淡易消化食物。

2. 术后患者穿刺侧肢体制动24小时。

3. 术后24小时内需床上大小便。

4. 穿刺处行加压包扎,若穿刺处无出血,沙袋压迫6小时即可去除(图6-2)。

5. 术后出现发热、恶心呕吐属正常反应,请勿过度紧张。

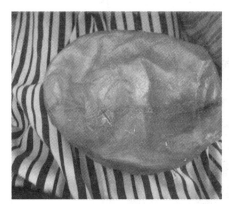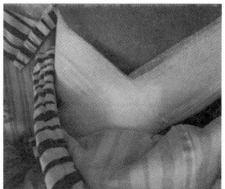

图6-2 局部压迫和沙袋压迫

情境2 术 前 护 理

介入治疗后肿块缩小,准备在全麻下行左肝癌切除术。

问题4 如何为该患者做好术前准备?

1. 术前观察病情变化,有无内出血及肝性脑病的发生。

2. 通知患者术前8小时禁食、4小时禁饮。

3. 遵医嘱做好普鲁卡因皮试、青霉素皮试,备血。

4. 个人卫生处置,备皮,正确更换手术衣裤。

5. 术前取下活动性义齿及首饰,交由家属保管。

6. 测量术前生命体征、体重,填写手术患者交接单。

7. 肠道准备,术前晚泡服硫酸镁粉50g导泻。

8. 术晨留置胃管及导尿管。

9. 告知患者手术的必要性,消除患者焦虑心理。

问题5 该患者在术前准备期间如何进行正确的饮食指导?

1. 宜摄入平衡膳食,多食新鲜蔬菜及易消化食物,如面条、小米粥、果汁,切忌过热、过饱等。

2. 宜低脂肪饮食,低脂肪可减轻恶心、呕吐、腹胀等。

3. 提高膳食的热量和进食易于消化吸收的脂肪、甜食,如蜂蜜、蜂皇浆及植物油等。

4. 多食富含优质蛋白质食物,如瘦肉、蛋类、奶类等,但在肝癌晚期,肝功能减退时,要限制蛋白质摄入。

5. 多食富含维生素A、C、E、K食物,因其有一定的辅助抗肿瘤作用,如新鲜蔬菜、水果、胡萝卜、南瓜、白菜、猕猴桃等。

6. 多食富含无机盐食物,如大蒜、香菇、玉米、海藻、紫菜等。

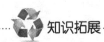 知识拓展

TACE

TACE(transcatheter arterial chemoembolization):是指将导管选择性或超选择性插入到肿瘤供血靶动脉后,以适当的速度注入适量的栓塞剂,使靶动脉闭塞,引起肿瘤组织的缺血坏死。使用抗癌药物或药物微球进行栓塞可起到化疗性栓塞的作用,称之为TACE(图6-3)。目前最多用于肝癌的治疗,包括:肝动脉插管化疗栓塞,或肝动脉插管化疗灌注。

栓塞后综合征:

表现为发热、恶心、呕吐、局部(肝区)疼痛、腹胀、白细胞计数下降等临床表现,症状一般持续3~7天,经对症处理后可缓解。

TACE还可能发生误栓,即指非靶血管或器官的意外栓塞,是一种并发症不是栓塞后综合征,主要由于插管不到位或栓子反流。应采取积极的治疗措施,如给予扩血管药、激素等治疗。

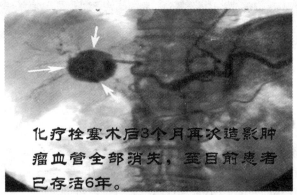

化疗栓塞术后3个月再次造影肿瘤血管全部消失,至目前患者已存活6年。

图6-3　化疗栓塞

情境3　并发症护理

患者术前1天如厕时突然晕厥,测BP 86/48mmHg,P 122次/分,R 22次/分。体检腹胀明显,床边B超示腹腔大量积液,腹穿抽出不凝血。送检血常规:WBC 2.3×10^9/L、N 32.6%、RBC 1.25×10^{12}/L、Hgb 62g/L、PLT 38×10^9/L。

问题6　该患者可能出现何种并发症? 应采取哪些护理措施?

该患者可能出现肝癌结节破裂出血。

[护理措施]

1. 立即安置患者回病床,予休克卧位,同时通知医师。

2. 快速评估患者意识、生命体征同时迅速建立两路以上静脉通路。

3. 予心电监护、吸氧。

4. 送检急诊血常规、生化同时备血。

5. 告知患者及家属需绝对卧床。

6. 急诊术前准备。

 知识链接

肝癌常见并发症

肝癌常见的并发症有：①肝性脑病(肝性昏迷)；②上消化道出血；③癌肿破裂出血。④肝肾综合征及继发感染。

情境4　术后护理

患者经急诊术前准备在全麻下行剖腹止血+左半肝切除术后返回病房，带胃管、营养管、左肝残面引流管、导尿管各一根。

问题7　对该患者的术后护理措施有哪些?

1. 接待患者，安置体位，去枕平卧6小时，有呕吐时头偏向一侧。

2. 予双鼻氧管3L/min吸氧，预防肝功能缺氧引起的肝脏功能损害。

3. 心电监护，测量T、P、R、BP、SpO₂，与麻醉师做好交接。

4. 接胃管(观察深度并做好标识)、肝残面引流管、导尿管，妥善固定保持引流通畅，观察记录引流液的色、量、性质。

5. 疼痛护理，使用术后镇痛泵或遵医嘱使用双氯芬酸钠塞肛。

6. 为防止术后肝断面出血，一般不鼓励患者早期下床活动，避免剧烈咳嗽等。

7. 营养支持　根据情况提高肠内或肠外营养支持，输注白蛋白、血浆等。

8. 观察病情　意识、腹部体征、中心静脉压、尿量的变化，警惕伤口出血、胆漏、肝性脑病等异常征象，注意有无发热、腹痛、呃逆等膈下脓肿征象发生。

 知识链接

胰　腺　癌

胰腺癌是消化系统较常见的恶性肿瘤，包括胰头癌、胰体尾部癌和胰腺囊腺癌，其中胰头癌最常见。表现为早期上腹痛、进行性加重性黄疸、消瘦、乏力、食欲不振等消化道症状，还可表现为糖代谢异常表现，如血糖升高，合并胆道感染时可出现寒战高热，体检能扪及腹部肿大的肝脏和胆囊。主要手术方式包括：①Whipple胰头十二指肠切除术，为胰头癌的标准术式，切除远端胃、胆囊、胆总管、十二指肠、胰头和上段空肠，同时清除相关的淋巴结，再将胰、胆和胃与空肠重建。②保留幽门的胰头十二指肠切除术(PPPD)：幽门上下淋巴结无转移，十二指肠切缘肿瘤细胞阴性者可行此手术。③左半胰切除术对胰体尾部癌，原则上做胰体尾部及脾切除术。

(金如燕)

【思考与练习】

1. 原发性肝癌的病因及病理分型是什么?
2. AFP的临床意义有哪些?

任务六　大肠癌患者护理

患者,张先生,62岁,高中学历。大便次数增多伴便中带血3月余入院,大便每天3~4次,血色鲜红,量不多,伴排便不尽感,大便变细,曾在当地医院服药治疗,效果不佳而来本院。

体格检查: T 36.5℃, P 72次/分, R 18次/分, BP 130/68mmHg, SpO_2 97%。神志清楚,营养中等,心肺(−),肝脾肋下未及,腹部软,无压痛、反跳痛,未及包块,叩诊无移动性浊音,肠鸣音4次/分,双下肢无水肿。

患者自从确诊后非常焦虑,不能入睡、食欲很差,担心预后和治疗费用。

辅助检查:

直肠指检: 距肛口5cm可及菜花样肿块,占据肠腔2/3周,指套有染血。

肿瘤标记物: CEA 10.6ng/ml。

腹部B超提示肝、胆、胰、脾未见异常。

医疗诊断: 直肠癌

情境1　入 院 护 理

问题1　如何做好患者的入院护理?

1. 安置患者以舒适体位。

2. 评估症状、体征和以往病史,正确分诊。

(1)大便次数增多伴便中带血3月余,有排便不尽感,大便变细。

(2)直肠指检: 距肛口5cm可及菜花样肿块,占据肠腔2/3周,指套有染血。

(3)CEA 10.6ng/ml。

3. 护理体检。

4. 配合医生做好进一步检查,正确留取血标本。

 知识链接

> **结直肠癌相关病因**
>
> 1. 饮食习惯　与高蛋白、高脂肪和低纤维素饮食相关,多食腌制品增加肠道致癌物质,而维生素、矿物质和微量元素的缺乏可能增加大肠癌发病率。
>
> 2. 遗传因素　在大肠癌发病中具有重要地位,20%~30%大肠癌患者有家族史。
>
> 3. 癌前病变　结直肠腺瘤、溃疡性结肠炎、血吸虫病肉芽肿与大肠癌发生关系密切。

问题2　患者目前首优的护理问题是什么? 应采取哪些护理措施?

[首优护理问题]

焦虑　与担心疾病治疗和预后有关。

[护理措施]

1. 关心体贴患者,及时解答患者提问,满足其合理需求。

2. 做好肠道准备,尽快完成肠镜检查,以明确诊断。

3. 协助完成各项术前检查 盆腔MRI、胸部CT,以了解肿瘤分期及有无转移。

4. 请家属配合,安慰鼓励患者,增强战胜疾病的信心。

5. 进行必要的健康指导:

(1)简单介绍疾病、治疗方法。

(2)讲解肠镜检查目的、泻药服用的方法和注意事项,解除患者顾虑。

(3)解释各项检查的目的、注意事项,取得患者的配合。

(4)告知术前进食少渣易消化、营养丰富的饮食,增强机体抵抗力。

 知识拓展

肠镜检查注意事项

1. 检查前1~2天进食少渣饮食,抽血检查乙肝和丙肝抗原。

2. 检查日晨禁食,服用泻药,服用过程中注意观察有无恶心呕吐,必要时按医嘱予以治疗,常用方法有以下2种:

(1)硫酸镁粉50g:用200ml温开水稀释后服用,然后在2小时内再喝开水2000ml,直到排出清水样便。

(2)聚乙二醇电解质散剂:每次取A、B两剂各一包,同溶250ml温水中口服,每隔10~15分钟服用一次,服用过程中需要主动去排便,直到排出清水样便,最多口服3000ml。

3. 检查日中餐禁食,下午进行肠镜检查。

4. 注意观察有无低血糖反应,必要时遵医嘱补液治疗。

5. 检查结束后下蹲排气以减轻腹胀,注意有无腹痛情况,观察大便性质变化。

6. 晚餐进食半流质饮食,如稀饭、面条等,肠镜下息肉摘除术的患者,术后2小时可以进食温流质或半流质饮食,避免刺激性食物。同时进行适当补液、抗感染、止血治疗。

情境2 术前、术后护理

患者诊断明确,肠镜病理报告为中分化腺癌,肿瘤距肛门5cm,拟行保肛手术,准备在全麻下行腹腔镜下经腹直肠癌切除术(腹腔镜下Dixon手术)。

问题3 作为责任护士如何做好术前准备? 如何进行术前健康指导?

1. 做好心理护理,保持情绪稳定,配合治疗。

2. 术前完善各项检查。

3. 进食少渣易消化食物,以高蛋白、高热量、高维生素食物为宜,增加进食餐数,以满足机体所需营养,必要时补充白蛋白和血浆。

4. 充分的肠道准备:

(1)术前3天进食半流质饮食,术前2天进食流质饮食。

（2）术前3天口服肠道抗生素和维生素,如:甲硝唑、庆大霉素、维生素K等,预防术后感染、出血。

（3）术前晚口服泻药,如硫酸镁粉、聚乙二醇电解质散剂等,服用后主动排便,注意观察导泻效果,直至排出清水样便。有肠梗阻者禁用泻药,改为术前晚和术晨清洁灌肠。

5.术前一日完善术前准备　备皮、备血、自身清洁、药物过敏试验、签手术、麻醉同意书。术前晚服完泻药后开始禁食、禁饮。

6.术晨禁食禁饮,取下义齿、饰品、更换手术衣裤,配合术前用药、留置胃管、导尿管。

7.术前健康指导:

（1）简单介绍疾病,解释手术的名称、手术的必要性,告知手术前准备的内容,取得患者的配合。

（2）告知麻醉的方法和麻醉中的注意事项,解除患者的紧张。

（3）告知患者术前不能进食、进水,并解释原因,防止术中发生意外。

（4）告知患者术中的注意事项、需要的配合等。

8.携带手术用品和手术交接单,护送入手术室,与手术护士进行交接。

问题4　患者手术后送入病房,带胃管、直肠窝引流管和导尿管各一根,如何做好该患者的术后护理?

1.安置患者体位　术后注意保暖,全麻未清醒时去枕平卧,头偏向一侧、防止误吸,麻醉清醒血压平稳后改低半卧位,以利腹腔引流,每2小时协助翻身,预防压疮发生。

2.观察病情　术后给予吸氧、心电监护,严密观察生命体征、CVP、尿量,注意腹部切口敷料有无渗血、渗液,观察肠蠕动恢复情况,发现异常及时报告医生处理。

3.引流管护理　妥善固定,定时挤压,翻身时避免牵拉、受压、脱出,保持引流通畅。每次翻身后检查,起床活动时避免抬高引流管,以免引流液逆流导致感染发生。按无菌原则更换引流装置,密切观察引流液的性质和量的变化。术后3~4天肠蠕动恢复、肛门排气后可拔除胃管。导尿管术后3天开始夹放训练,7~10天拔除,直肠窝引流管在术后7~10天无液体引出、患者进食后无腹痛腹胀时可以拔除。

4.饮食指导　术后禁食,胃肠减压3~4天,保持口腔清洁、多漱口,肛门排气拔除胃管后,根据医嘱给予流质饮食,注意有无腹痛腹胀情况,以后逐步过渡到半流质、软食,避免生冷刺激性食物。

5.活动指导　术后指导患者做深呼吸,血压平稳后取低半卧位,术后2天内床上翻身活动,术后3天告知早期活动的重要性和活动方法,无禁忌者鼓励并协助患者早期下床活动,活动时注意观察病情,有头昏不适及时休息,避免劳累。

6.按医嘱给予补液、抗感染、营养支持等治疗。

7.做好基础护理,防止并发症发生,加强健康宣教,促进患者早日康复。

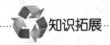 **知识拓展**

直肠癌治疗进展

微创手术是目前直肠癌治疗的趋势,包括:

1.腹腔镜下Dixon术和腹腔镜下Miles术　腹腔镜手术创伤小、恢复快,对盆腔植物神经丛的识别和保护作用更确切,超声刀锐性解剖能更完整的切除直肠系膜,从而降低局部复发率,其优势得到广泛认可。

2. 经肛门内窥镜下微创外科手术(TEM手术) TEM手术适用于距肛门20cm以内的早期直肠癌及腺瘤,优点:减少手术创伤、缩短手术时间、保留括约肌功能、减轻疼痛和缩短住院时间。

3. 腹腔镜下直肠癌经括约肌间切除术(ISR) 适用于超低位直肠癌,肿瘤距肛缘小于5cm,肿块局限于直肠壁内,未侵犯外括约肌,无肠外器官转移者,可以同时达到切除肿瘤和保留肛门的目的。

4. 直肠癌新辅助放化疗 适用于距肛门12cm以下的T3期以上的直肠癌,优点:使肿瘤降期、降体积,部分可达到病理完全缓解,从而提高根治性切除率,增加低位直肠癌保肛率,减少术后局部复发率。

情境3 直肠癌术后吻合口瘘护理

患者术后第6天下午突发剧烈腹痛,伴寒战高热、心率加快、呼吸偏促、血压下降,直肠窝引流管引出30ml浑浊液,患者神志清楚。

问题5 如何护理评估该患者病情?

1. 快速评估症状、体征和健康史:

(1)腹痛的部位、性质、持续时间;全腹有压痛、反跳痛及腹肌紧张,以左下腹明显,听诊肠鸣音减弱或消失,伴恶心、呕吐。

(2)生命体征: HR 140次/分, R 28次/分、T 39.2℃、SpO$_2$ 95%、BP 85/51mmHg。

(3)直肠窝引流管引出30ml浑浊液。

2. 按医嘱正确留取血标本,并快速送检,白细胞15.2×10^9/L、中性粒细胞百分比0.96%,电解质、肾功能正常。

3. 急诊CT检查报告 直肠癌术后,吻合口瘘。

问题6 患者目前首优的护理问题是什么? 应采取哪些护理措施?

首优的护理问题是: 组织灌注量不足 与吻合口引起的感染性休克有关。

护理措施:

1. 立即安置休克卧位,面罩吸氧5L/min,开放两条静脉通路。

2. 禁食、胃肠减压,遵医嘱使用抗生素。

3. 遵医嘱静脉补液,需要时使用血管活性药物,对症治疗。

4. 予心电监护,严密观察神志、生命体征、CVP、尿量的变化。观察腹部体征,注意腹痛的部位和性质,有无恶心呕吐,有无肠鸣音,肛门排气排便情况。

5. 妥善固定引流管,观察引流液的性状、量、气味。

6. 做好高热的护理,协助物理降温,遵医嘱药物降温。

7. 做好心理护理和基础护理。

8. 如患者休克症状改善,给予半卧位。

情境4 肠造口护理

该患者直肠癌术后,吻合口漏诊断明确,立即在全麻下行横结肠造口术。

问题7　如何为该患者做好急诊术前准备？

1. 抽急诊血,配血备用。
2. 强调禁食、禁饮。
3. 手术野备皮、造口定位、更换手术衣裤。
4. 保持静脉通路畅通,密切观察病情,严密监测生命体征,遵医嘱用药。
5. 取下义齿、手表等贵重物品,交予家属或专人保管。
6. 心理评估及宣教,完成护理记录。
7. 携带手术用品和手术交接单,护送入手术室,与手术护士进行交接。

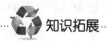 **知识拓展**

肠造口定位

1. 目的　便于护理、预防并发症,提高生活质量。
2. 肠造口部位的选择:
(1)乙状结肠造口:脐与左髂前上棘连线中上1/3处。
(2)回肠造口:脐与右髂前上棘连线中上1/3处。
(3)横结肠造口:剑突与脐连线中点偏左或右。
3. 定位原则　肠造口位置要选在腹直肌内,要求患者自己能看见,在腹部平坦无皱褶处,面积足够贴袋,远离瘢痕、皱褶、皮肤凹陷、避开骨突处、腰围,无皮肤病变处。
4. 定位方法以乙状结肠造口为例:
(1)环境隐蔽、温暖、光线充足。
(2)告诉患者每一步骤的目的,让他平卧、放松。
(3)观察胸部和腹部轮廓,注意瘢痕、皮肤皱褶、肚脐、腰围和骨突处。
(4)预计造口位置:脐与左髂前上棘连线中上1/3交界处。
(5)确定腹直肌:平卧时抬高患者的头部,摸到腹直肌,触摸肚脐下面的腹中线向外移动手指可测腹直肌宽度,把造口定于腹直肌内。
(6)选择一个初步位置。
(7)不同体位均能看到造口。
(8)用不脱色笔在选定的位置画一个实心圆。

问题8　术后如何进行造口护理？

1. 观察造口黏膜血液供应,正常情况下红润、有光泽、温暖。观察黏膜有无颜色变暗、发紫、发黑,造口有无出血、坏死、造口回缩、皮肤黏膜分离等,有异常及时报告医生处理。
2. 观察造口排气情况,术后2~3天造口排气后可拔除胃肠减压管,进流质饮食,术后1周可进少渣半流质饮食,2周后可给予高蛋白、高热量、丰富维生素、易于消化的少渣普食。
3. 更换造口袋　选择合适的造口袋,在更换造口袋时,一手轻轻按压皮肤,一手由上而下轻柔缓慢的撕下造口袋底板,然后用生理盐水或温水棉球擦洗造口周围皮肤及造口黏膜,最后用柔软的纱布或纸巾将皮肤擦干。同时注意观察造口及周围皮肤情况,如有异常可选择造口护理产品予对症处理,再粘贴好造口袋。
4. 保持造口周围皮肤的健康和完整,渗漏是引起皮肤问题的主要原因,一旦发现渗漏应及时更换造口袋。出现皮肤问题应及时处理,可选用造口护理产品,如溃疡粉、皮肤保护膜、防漏条、防漏膏等。

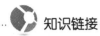 知识链接

Dixon术后并发症

1. 吻合口出血　术后早期监测生命体征,注意有无腹痛腹胀及切口渗血情况,观察直肠窝引流管引流液性质和量的变化,如果血性引流量短时间内增多达200ml,患者出现烦躁不安、心率加快等表现,要警惕吻合口出血。

2. 吻合口漏　是直肠癌Dixon术后的严重的并发症,一般发生在术后5~7天,发生原因与吻合口张力大、局部水肿、全身营养不良等有关。要注意观察有无发热、下腹坠胀、引流管引出混浊脓性或粪性液等情况,一旦发现要暂禁食,维持有效引流,加强抗炎及全身支持治疗,必要时再次行手术治疗。

3. 排便控制能力下降　低位直肠癌术后,肠道储袋作用及肠壁伸展性降低,造成排便次数增多,而排便量少。指导患者进行提肛缩肛训练,肛门行轻、中度收缩和舒张,各维持3~5秒,每次训练5~10分钟,每天2次,同时合理饮食,保持肛周清洁,必要时可服用止泻药物治疗,一般6个月后逐渐恢复正常。

情境5　出院护理

该患者再次手术后第13天,T 36.6℃,R 20次/分、P 80次/分、BP 132/70mmHg。神志清楚,无腹痛腹胀,引流管已拔除,切口已拆线,愈合良好,肠造口血供良好,排泄通畅,准备出院。

问题9　如何为该患者做好出院指导?

1. 预防和治疗直肠慢性炎症及癌前期病变,如直肠息肉、腺瘤等。

2. 合理安排饮食,营养全面均衡,进易消化和卫生饮食,注意进食要有规律,适量,避免高脂肪及辛辣、刺激性食物,少食易产气和过多粗纤维食物。

3. 逐渐增加活动量,避免过度使用腹压,防止造口旁疝发生。

4. 做好造口护理,及时更换造口袋,注意观察造口并发症情况,有异常及时复诊。可加入造口协会,参加造口患者联谊会,学习交流,分享经验和体会。

5. 生活适应　衣着要柔软,避免过紧,以防造口受压、摩擦,沐浴时先取下造口袋,水不会流入体内,沐浴后再更换,外出旅游时需要带好足够的造口用品。

6. 按时回院完成规范化疗,化疗期间定期检查血常规、肝肾功能。

7. 术后3个月根据身体康复情况,可回院进行造口回纳手术。

8. 定期复查　2年内每3个月复查1次,3~5年每6个月复查1次。复查内容:肿瘤相关指标、CT、MRI等。术后1年复查肠镜,以后每2年1次进行肠镜检查。

(朱文君)

【思考与练习】

1. 肠癌的临床表现包括哪些内容?

2. 对肠造口患者如何进行健康指导?

任务七　肾癌患者护理

　　王先生,50岁,初中学历。发现肾区肿块2天入院。2天前体检时B超提示右肾区占位性病变,进一步CT检查,怀疑"肾癌"收治。患者半年前曾有无痛性肉眼血尿史,无腰胀、腰痛及尿频尿急症状,无体重减轻及乏力、厌食症状。入院检查: T 36.1℃, P 82次/分, R 18次/分, BP 148/74mmHg,患者消瘦,心肺(−),腹部平坦,下腹部无压痛、反跳痛及肌紧张,双肾区无叩击痛。

　　发现肿块后患者情绪非常紧张。

　　辅助检查:

　　血常规: RBC 4.1×10^{12}/L, WBC 4.5×10^9/L, N 86%, Hgb 11.2g/L。

　　尿常规: RBC 40/μl, WBC 15/μl。

　　B超、CT检查示:右肾癌。

　　医疗诊断:右肾癌

情境1　入院护理

问题1　评估时应收集哪些资料?

　　1.详细询问病史　了解患者的健康史、吸烟史以及有无长期食用咖啡、腌制品等习惯,了解患者有无职业暴露;既往史及家族史。

　　2.评估患者

　　(1)评估身体状况:

　　1)局部:发现肉眼血尿的时间,为间歇性还是持续性血尿,有无血块形成;有无腰痛腰胀等表现;评估腰部有无肿块。

　　2)全身:患者有无消瘦、贫血等营养不良的表现,重要脏器功能状况,有无转移的表现及恶病质;辅助检查结果。

　　(2)评估患者的心理-社会状况:

　　1)认知程度:患者及家属对疾病本身、治疗方案、疾病预后及手术前后康复知识的了解及掌握程度。

　　2)心理承受能力:患者及家属对本病、手术及术后并发症及疾病预后所产生的恐惧、焦虑程度和心理承受能力。

　　3)社会支持状况:亲属对患者的关心程度、支持程度,家庭对患者手术等治疗的经济承受能力;社会及医疗保障系统支持程度。

问题2　针对患者的紧张情绪,可给予哪些心理护理和健康指导?

　　1.心理护理　鼓励患者说出内心感受和最关心的问题,疏导、安慰患者并尽量解释各种治疗、护理知识。在患者悲痛时,应尊重、同情和理解患者,并让家属了解发泄的重要性。鼓励家属多与患者沟通交流。通过各种心理护理措施,减轻患者焦虑和恐惧,树立战胜疾病的信心,以最佳心态接受治疗和护理。

　　2.进行必要的健康指导

　　(1)营养支持:指导患者选择营养丰富的食品,改善就餐环境和提供色香味较佳的饮食,以促进患者食欲。对胃肠功能障碍者,通过静脉途径给予营养,贫血者可予少量多次输血以提高血红蛋白水平及患者抵抗力,保证术后顺利康复。

（2）多饮水，以增加尿量冲洗尿路。

（3）戒烟酒。

 知识链接

肾　癌

肾癌是起源于肾实质泌尿小管上皮系统的恶性肿瘤，也称为肾细胞癌，是最常见的肾实质恶性肿瘤，高发年龄为50~70岁，男女比例为2∶1。病因尚未清楚。吸烟可能是肾癌的危险因素，目前认为还与环境污染、职业暴露(如石棉、皮革等)、染色体畸形、抑癌基因缺失等有关。

肾癌临床表现：

1. 肾癌三联症　即血尿、腰疼、肿块。间歇无痛肉眼血尿为常见症状，表明肿瘤已侵及肾盂、肾盏。疼痛常为腰部钝痛或隐痛，血块通过输尿管时可发生肾绞痛。肿瘤较大时在腹部或腰部易被触及。出现上述症状提示病变发展到较晚期。

2. 副瘤综合征　10%~40%的肾癌患者可出现副瘤综合征，常见表现有发热、高血压、血沉增快、高血糖等。

3. 转移症状　约有25%~30%的患者因转移症状就诊，如病理骨折、咳嗽等。

情境2　术　前　护　理

患者明确诊断为肾癌，拟行腹腔镜下行右肾肾癌根治术。

问题3　如何做好术前准备？

1. 术前准备　备皮、备血、药物过敏试验、麻醉前用药、更换手术衣裤，留置导尿。

2. 术前健康指导：

（1）简单介绍手术名称、手术必要性，手术的简单过程，手术前准备的内容，术后可能出现的问题及配合方法，以取得患者的配合。

（2）告知患者术前禁食禁饮的目的及时间要求。

（3）告知患者术中的注意事项，需要配合事项。

（4）适应性训练：

1）指导床上使用便器的方法，以适应术后床上排便及排尿。

2）教会自行调整卧位的方法，以适应术后体位的变化。

3）指导其练习术中体位。

4）训练深呼吸、有效咳嗽的方法。

 知识链接

肾癌根治性切除术

根治性肾切除术是肾癌最主要的治疗方法。手术切除范围包括患肾、肾周围脂肪及筋膜、近端1/2输尿管、区域淋巴结。肾肿瘤已累及肾上腺时，需切除同侧肾上腺、肾门旁淋巴结。

近年开展的腹腔镜肾癌根治术具有创伤小、术后恢复快等优点。

情境3 术后护理

手术后回病房,放置肾窝引流管及导尿管各一根。

问题4 如何做好该患者的术后护理?

1. 卧床与休息 术后生命体征平稳后取健侧卧位,避免过早下床。行肾全切术的患者术后一般需卧床3~5天。行肾部分切除术者常需卧床1~2周。

2. 呼吸道护理 予面罩吸氧,流量5L/min,嘱患者多做深呼吸,促进二氧化碳尽早排出。

3. 引流管护理 留置肾窝引流管的目的是引流出手术区域的积血积液,也可观察手术部位有无活动性出血,一般术后3~4天拔除。分别做好各引流管标识,注意保持引流管的通畅、无菌、固定,观察引流液的量、色及性状。

4. 饮食护理 待麻醉清醒,无恶心、呕吐后方可进食。一般先给予流质饮食,以后逐渐过渡至半流质或普食。

问题5 术后需评估哪些内容?

1. 手术方式、过程,术后的治疗方案等。

2. 了解患者的生命体征,手术切口的位置、切口敷料是否干燥。

3. 引流管的位置、种类、数量、标记是否清楚、通畅、固定良好,引流物的颜色和性状。

4. 有无发生出血、感染等并发症。

5. 患者的心理状态。

问题6 如何做好术后并发症的护理?

1. 出血 术后定时测量血压、脉搏、呼吸及体温的变化,观察意识。若患者术后引流液量较多、色鲜红且很快凝固,同时伴血压下降、脉搏增快,常提示有出血,应立即通知医师处理。

预防护理措施: ①遵医嘱应用止血药物; ②对出血量大、血容量不足的患者给予输液和输血; ③对经处理出血未能停止者,积极做好手术止血准备。

2. 感染 保持切口的清洁、干燥,敷料渗湿时予及时更换;遵医嘱应用抗生素,并鼓励患者多饮水;若患者体温升高、伤口处疼痛并伴有血白细胞计数和中性粒细胞比例升高、尿常规示有白细胞时,多提示有感染,应及时通知医师并协助处理。

 知识拓展

肾癌的免疫疗法

肾癌具有多药物耐药基因,对放疗及化疗不敏感。免疫治疗如干扰素-α、白细胞介素-2对预防和治疗转移癌有一定疗效。

情境4 出院护理

该患者术后5天,检查: T 36.4 ℃, P 83次/分, R 20次/分, BP 140/65mmHg, 心肺(−),腹部平软,导尿管及肾窝引流管已拔除,切口敷料包扎干燥,小便自解,尿色清,无尿路刺激征,排便通畅,大便黄色成形。胃纳一般,进半流质饮食后无不适,情绪稳定,准备近期出院。

问题7　如何做好患者的出院指导?

1. 充分休息,适度身体锻炼及娱乐活动,3个月内避免重体力劳动及剧烈活动。

2. 戒烟酒。

3. 进食高热量、高蛋白质、高维生素、易消化、无刺激性饮食,以加强营养,增强体质。

4. 定期复查B超、CT和血尿常规,及时发现肾癌复发或转移。

5. 注意保护健肾,防止外伤,不使用对肾功能有损害的药物,如氨基糖苷类抗生素等。

（舒苏凤）

【思考与练习】

1. 如何护理肾癌根治术后的患者?

2. 如何给肾癌患者进行健康指导?

任务八　膀胱癌患者护理

患者,李先生,68岁,高中学历。患者一年来反复出现无痛性全程肉眼血尿,终末加重。近半年来出现尿频、尿痛,近3个月来感到耻骨后疼痛。入院检查: T 36.5℃, P 72次/分, R 18次/分, BP 140/68mmHg,患者消瘦,心肺(-),腹部平坦,下腹部有压痛,无反跳痛及肌紧张,双肾区无叩击痛。

辅助检查:

血常规: RBC 3.0×10^{12}/L, WBC 1.2×10^9/L, N 86%, Hgb 9g/L。

尿常规: RBC 120/μl, WBC 65/μl。

B超、CT检查示:膀胱癌。

医疗诊断:膀胱癌

情境1　入院护理

问题1　患者入院评估时应收集哪些资料? 作为责任护士如何接待该患者?

1. 评估资料:

（1）详细询问病史:了解患者的健康史、吸烟史以及是否有使用咖啡、腌制品等习惯,是否为橡胶、印刷、塑料、皮具、染料等行业的工作人员;既往是否有过血尿、膀胱炎、血吸虫病等疾病;有无泌尿系统肿瘤的家族史。

（2）评估身体状况:

1）局部:发现肉眼血尿的时间,为间歇性还是持续性血尿,有无血块形成;有无排尿困难、尿路刺激征状、耻骨后疼痛、腰痛等表现。

2）全身:患者有无消瘦、贫血等营养不良的表现,重要脏器功能状况,有无转移灶的表现,有无恶病质。

3）辅助检查:B超所见肿瘤位置、大小、数量。

（3）评估患者的心理-社会状况:患者对疾病是否知情,是否能接受患病的事实,家属对患者的支持情况以及家庭经济的承受能力。

2. 心理护理　膀胱癌总体上恶性程度不高,治愈率高,手术后对日常生活影响较小,同时鼓励家属多关心支持患者,增强患者应对疾病的信心。

3. 进行必要的健康指导:

（1）简单介绍疾病的病因、临床表现、治疗方法及效果。

（2）告知患者饮食饮水方面的注意事项,嘱其须进高热量、高蛋白、高维生素易于消化的饮食,提高机体抵抗力;多饮开水,保证每天尿量在2000ml以上,达到冲洗尿路的作用。

（3）告知患者戒烟的重要性。

（4）告知患者各项检查注意事项及配合方法。

 知识链接

膀胱癌病因和表现

膀胱癌在我国泌尿生殖系统肿瘤中占第1位,50~70岁更为多见,男女之比为4∶1。大多数患者的肿瘤仅局限于膀胱,15%~20%有区域淋巴结转移或远处转移。

目前认为膀胱癌的高发因素有:①吸烟:是最常见的致癌因素,大约1/3膀胱癌与吸烟有关。吸烟量越大、吸烟史越长,发生膀胱肿瘤的危险性也越大。②长期接触某些致癌物质,油漆、印刷等职业人员发生膀胱癌的危险性显著增加。③膀胱慢性感染与异物长期刺激、膀胱憩室等也会增加膀胱癌的危险。

膀胱癌的扩散主要向膀胱壁内浸润,直接累及膀胱外组织及邻近器官。淋巴转移是最主要的转移途径,容易转移到盆腔淋巴结。血行转移多在晚期发生,常转移至肝、肺、骨和皮肤等处。

膀胱癌的临床表现:

1. 血尿　是膀胱癌最常见和最早出现的症状。常表现为间歇性肉眼血尿;

2. 膀胱刺激症状　尿频、尿急、尿痛,多为膀胱癌的晚期表现,常因肿瘤坏死、溃疡或并发感染所致;

3. 其他　三角区及膀胱颈部肿瘤可梗阻膀胱出口,造成排尿困难,甚至尿潴留;骨转移患者有骨痛,腹膜后转移或肾积水患者可出现腰疼。

情境2　术前护理

患者明确诊断为膀胱癌,拟行膀胱癌根治术及正位可控式肠代膀胱术治疗。

问题2　如何为患者做好术前准备?

1. 备皮、备血、药物过敏试验、麻醉前用药、更换手术衣裤。

2. 肠道准备　术前3天进少渣半流质饮食,口服肠道不吸收抗生素;术前2天进食无渣半流质饮食,术前1天进食无渣流质饮食;术前晚及术日晨进行肠道清洁;术前禁食8~12小时,禁饮4小时;术前留置胃管。

问题3　如何对该患者进行术前健康指导?

1. 简单介绍手术名称、手术必要性,手术的简单过程,手术前准备的内容,术后可能出现的问题及配合方法,以取得患者的配合。

2. 告知患者术前禁食禁饮的目的及时间要求。

3. 告知患者术中的注意事项,需要配合事项。

4. 训练深呼吸、有效咳嗽的方法。

5. 戒烟。

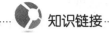知识链接

膀胱癌手术治疗方式

较局限的肿瘤可采用保留膀胱的手术;较大、多发、反复发作的肿瘤,应行膀胱全切除术。手术方式有:

1. 经尿道膀胱肿瘤切除术　适用于表浅膀胱肿瘤的治疗,切除范围包括肿瘤基底部分周边2cm的膀胱黏膜;

2. 膀胱部分切除术　适用于分化良好、局限的膀胱肿瘤。切除范围包括距离肿瘤缘2cm以内的全层膀胱壁;

3. 根治性膀胱全切术　适用于反复复发、多发或侵犯膀胱颈、三角区的膀胱肿瘤。切除包括膀胱、前列腺和精囊。膀胱切除术后须行尿流改道和膀胱替代。最常用的是回肠或结肠代膀胱术,分非可控性和可控性。

知识拓展

原位新膀胱术

原位新膀胱术是在全膀胱切除术后,利用消化道的一部分,制成储尿囊,与尿道吻合,重建下尿路功能。该手术最大的优点在于患者术后能够自己控尿和排尿,不需要带尿袋或自我导尿,能较好保持自身形象,能基本维持正常生活和工作,很受患者的欢迎。但是手术步骤复杂、术后并发症多、操作繁琐、手术时间长、术中出血多,对手术医师是极大的挑战。

情境3　术后护理

患者手术后回病房,带新膀胱造瘘管、导尿管及耻骨后引流管各一根。

问题4　如何安置患者体位? 术后如何观察患者病情?

1. 安置体位　根据麻醉方式选择合适的体位,生命体征平稳后取半卧位,以利切口愈合及引流。

2. 观察病情

(1)密切监测患者的生命体征,观察意识变化。

(2)观察患者的腹部体征和切口情况。

(3)定时检查患者引流液及尿量变化。

问题5　如何做好该患者的引流管护理? 新膀胱如何冲洗?

1. 引流管护理　膀胱全切除、尿流改道术后留置的引流管较多,分别做好各引流管标识,注意保持引流管的通畅、无菌、固定,观察引流液的量、色及性状。

(1)新膀胱造瘘管放置的目的是为了引流尿液及新膀胱冲洗,术后2~3周,经造影新膀胱无尿瘘及吻合狭窄后可拔除。

(2)原位新膀胱术后常规留置导尿管,其目的是引流尿液、冲洗新膀胱及训练新膀胱的

容量。护理上应经常挤捏,避免血块及黏液堵塞。待膀胱容量达150ml后拔除。

（3）耻骨后引流管:目的是引流出盆腔的积血积液,也是观察有无发生活动性出血及尿瘘的重要途径,一般术后3~5天拔除。

2. 新膀胱冲洗 为防止新膀胱分泌过多肠黏液引起管道堵塞,一般术后第3天开始行代膀胱冲洗,每日1~2次,肠黏液多时增加冲洗次数。

方法:患者取平卧位,用生理盐水或5%碳酸氢钠溶液作冲洗液,温度控制在36℃左右,每次用注射器抽取30~50ml溶液,连接新膀胱造瘘管注入冲洗液,低压缓慢冲洗,并开放导尿管引出冲洗液。如此反复多次,至冲洗液澄清为止。

知识链接

膀胱灌注化疗

保留膀胱者术后应行膀胱灌注化疗:术后早期,每周1次。嘱患者灌注前4小时禁饮水,排空膀胱。常规消毒外阴及尿道口,置入导尿管,将化疗药物或BCG溶于生理盐水30~50ml经导尿管注入膀胱,再用10ml空气冲注管内残留的药物,然后钳夹尿管或拔出。药物需保留在膀胱内1~2小时,协助患者每15~30分钟变换1次体位,分别取俯、仰、左、右侧卧位。灌注后嘱患者多饮水,每日饮水2500~3000ml,起到生理性膀胱冲洗的作用,减少化疗药物对尿道黏膜的刺激。

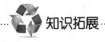

知识拓展

膀胱癌根治术、原位膀胱术后的并发症

1. 膀胱癌根治术及正位可控式肠代膀胱术后并发症有出血、感染及尿瘘。

2. 并发症观察与护理

（1）出血:膀胱全切术创伤大,术后易发生出血。密切观察病情。若患者出现血压下降、脉搏加快,引流管内引出鲜血,每小时超过100ml以上且易凝固,提示有活动性出血,应及时报告医师处理。

（2）感染:监测体温变化,保持伤口的清洁、干燥,敷料渗湿时及时更换,保持引流管固定良好,引流通畅,更换引流袋时严格执行无菌技术。遵医嘱应用抗生素。若患者体温升高、伤口处疼痛、引流液有脓性分泌物或有恶臭,并伴有血白细菌计数升高、中性粒细胞比例升高、尿常规示有白细胞时,多提示有感染,应及时通知医师并协助处理。

（3）尿瘘:术后新膀胱若分泌黏液过多易堵塞导尿管,导致贮尿囊压力增大,易发生尿瘘。此外尿瘘的发生还与手术操作及腹压增高等因素有关。尿瘘常发生的3个部位是输尿管与新膀胱吻合处、贮尿囊、新膀胱与后尿道吻合处。尿瘘一旦发生,主要表现为盆腔引流管引出尿液、切口部位渗出尿液、导尿管引流量减少,患者出现体温升高、腹痛、白细胞计数升高等感染征象。护理措施:嘱患者取半坐卧位,保持各引流管通畅,盆腔引流管可作低负压吸引,同时遵医嘱使用抗生素。采取上述措施后尿瘘通常可愈合,仍不能控制者,协助医师手术处理。

情境4 出院护理

患者术后6天，T 36.8℃，P 78次/分，R 18次/分，BP 128/60mmHg，心肺（－），腹部平软，切口愈合良好，导尿管及新膀胱造瘘管引流通畅，尿色清，少量黏液，尿量约2000~2300ml/日，排便通畅，大便黄色成形。进半流质饮食，胃纳佳，进食后无不适，情绪稳定，准备近期出院。

问题6 如何做好患者的出院指导？

1. 教会患者做好引流管护理，保持各引流管通畅，防止折叠扭曲逆流。观察引流液性状，有异常及时回院复查。

2. 教会患者自行新膀胱冲洗，防止引流管阻塞。

3. 多喝水，每日饮水量达2000~3000ml，以冲洗尿路，防止感染及阻塞。

4. 戒烟，进食高热量、高蛋白质、高维生素、易消化、无刺激性饮食，提高机体抵抗力；适当增加运动量，以运动后机体不感到疲劳为度。

5. 定期复查 保留膀胱手术后，每3个月进行1次膀胱镜检查，2年无复发者，改为每半年1次；根治性膀胱手术后，终生随访，定期进行血生化、腹部B超、盆腔CT、上尿路造影等检查。

6. 教会患者做好新膀胱的自我护理。

（1）自我护理：可控膀胱术后患者自我导尿时应注意清洁双手及导尿管，间隔3~4小时导尿1次；外出或夜间睡觉可佩带尿袋避免尿失禁。

（2）原位新膀胱训练：新膀胱造瘘口愈合后指导患者进行新膀胱训练，包括：

1）贮尿功能：夹闭导尿管，定时放尿，初起每30分钟放尿1次，逐渐延长至1~2小时。放尿前收缩会阴，轻压下腹，逐渐形成新膀胱充盈感。

2）控尿功能：收缩会阴及肛门括约肌10~20次/日，每次维持10秒。

3）排尿功能：选择特定的时间排尿，如餐前30分钟，晨起或睡前；定时排尿，一般白天每2~3小时排尿1次，夜间2次，防止尿失禁发生。

（舒苏凤）

【思考与练习】

1. 全膀胱切除后如何护理？

2. 正位膀胱术后如何做好引流管护理？

项目七

烧伤患者护理

患者,黄某,男性,51岁,小学文化,工厂工人。酒精烧伤5小时来院。5小时前患者因酒精火焰烧伤全身多处,伤后即送到当地医院,给予补液3500ml等抗休克治疗、留置导尿后转入我院。急诊以"烧伤Ⅱ°~Ⅲ°90%"收入院。

入院时,患者神志清楚,头面部、颈部肿胀,双眼能睁开少许,眉毛、头发烧焦,呼吸尚平稳,两肺呼吸音对称,呼吸音粗,全身除头顶、双足、双手部分正常皮肤外,其余均烧伤,躯干、双下肢后侧基底呈皮革样,其余大部分创面基底以暗红色为主。患者留置导尿通畅,血尿明显,尿量少,T 35.8℃,HR 123次/分,R 28次/分,BP不能测,SpO$_2$测不出,四肢末梢凉。入院后予快速补液、输血浆抗休克、亚胺培南西司他丁钠(泰能)抗感染、奥美拉唑(洛赛克)预防应激性溃疡等对症支持治疗,创面予清创换药包扎处理。

辅助检查:

胸片:两肺未见明显异常。

血常规:PT 23秒,PTT 6秒,WBC 15.8 × 10^9/L,N 89%,RBC 2.46 × 10^{12}/L,Hgb 18g/L,PLT 58 × 10^9/L。

血气分析pH 7.357,PaO$_2$ 90.6mmHg,BE −9.3mmol/L,K$^+$ 4.06mmol/L,Cr 165umol/L,ALS 59IU/L,GLU 8.20mmol/L。

医疗诊断:Ⅱ°~Ⅲ°烧伤,烧伤面积90%。

情境1 入 院 护 理

问题1 作为责任护士,应如何进行急诊处置和护理评估?

1. 接到急诊室电话,初步了解患者性别、年龄、烧伤原因、烧伤时间、烧伤程度、大致烧伤面积等情况。如果收治大批伤员,应立即向医院领导汇报以便集中力量进行抢救。

2. 立即通知医生。

3. 准备床单位,将患者安置单人房间,调节室温28℃。

4. 准备吸氧,吸引装置、心电监护仪,伴有呼吸道烧伤者,做好气管切开的准备和抢救用物。

5. 与送入病房的急诊室护士做好详细交接班,如患者姓名、病情、生命体征、尿量、补液量、治疗、化验结果等情况,做好详细的护理记录。

6. 入院后快速评估患者神志、意识、生命体征、呼吸道情况、烧伤创面面积、烧伤程度、尿量、尿色、四肢末梢皮温、当地补液量、尿量及其他处理情况。

7. 评估静脉通路,确保静脉通道通畅,按医嘱正确快速补液抗休克治疗。

知识链接

大面积烧伤的定义

临床上一般指重度、特重度烧伤的患者,烧伤面积30%以上或Ⅲ°烧伤面积10%以上或总面积不到30%,但有以下情况者:

（1）全身一般情况差或已有休克症状。

（2）合并严重创伤或化学中毒。

（3）中重度呼吸道烧伤(呼吸道烧伤波及喉头以下者)。

（4）小儿烧伤总面积＞15%。

 知识链接

烧伤面积计算（新9分法）

部位		占成人体表面积%		占儿童体表%
头颈	发部	3		
	面部	3	9	9+（12-年龄）
	颈部	3		
双上肢	双上臂	7		
	双前臂	6	9×2	9×2
	双手	5		
躯干	躯干前	13		
	躯干后	13	9×3	9×3
	会阴	1		
双下肢	双臀	5		
	双大腿	21		
	双小腿	13	9×5+1	9×5+1-（12-年龄）
	双足	7		

问题2　入院后接医嘱行急诊气管切开、创面清创术,如何做好急诊术前准备?

1. 继续快速补液抗休克治疗。

2. 通知患者禁食、禁饮。

3. 遵医嘱备血。

4. 酌情剃除毛发,清洁完好皮肤。

5. 留置导尿,记每小时尿量。

6. 做必要的化验检查准备,如血生化、血气分析、凝血功能、输血前检查等各项术前检查。

7. 遵医嘱给予止痛剂。

8. 安慰患者,给予心理支持。

情境2 休克期护理

患者经急诊术前准备后入手术室在全麻下行气管切开、创面清创换药包扎术,全麻清醒后送回病房。患者神志清楚,沟通障碍,头面部肿胀、双眼能睁开少许,视物清楚,气管切开后气切呼吸道通畅,呼吸基本平稳,气管套管居中,气管切口有少许渗血,气道内吸出血性痰和部分烟灰样痰,两肺听诊呼吸音粗,可闻及痰音。T 36.1℃,HR 124次/分,R 24次/分,SpO₂ 96%,留置导尿,尿量少,尿色深,头面部、颈部、会阴部创面暴露,四肢、躯干创面敷料包扎,四肢末梢皮温凉。

问题3 目前该患者首优的护理问题是什么?应采取哪些护理措施?

[首优的护理问题]

体液不足 与大面积烧伤体液渗出有关。

[护理措施]

1. 在通知医生的同时给予中凹卧位,保暖。

2. 保持呼吸道通畅,给氧,该患者有头面部烧伤并行气管切开,密切观察呼吸、气道内分泌物(量、性质、颜色)及气管切开切口有无渗血情况,做好气管切开护理。

3. 开放静脉通道或双条静脉通道,并确保通畅,尽早行深静脉穿刺或静脉切开,根据烧伤补液原则及病情需要正确执行医嘱,合理安排补液,液体总量的1/2需在第一个8小时输入,剩余1/2量在第二个、第三个8小时平均输入。要求做到晶、胶体交替输入。

4. 止痛、包扎,注意保护创面,做好创面的护理,定时翻身及时更换棉垫,保持创面干燥,避免污染,必要时应用护架烤灯。

5. 实验室监测 定时复查血气分析、生化常规、血常规、凝血功能、心肌酶谱、肌钙蛋白、尿常规及尿比重。

6. 病情观察与监测 观察患者的意识、精神、肢体末梢温湿度、心电监护、记出入量、每小时尿量、血流动力学监测(血压、心率、中心静脉压、血氧饱和度等)。早期(6小时)液体复苏目标:①CVP>8mmHg;②MAP>65mmHg,SBP>90mmHg;③尿量>0.5ml/kg/h;④SCVO₂>70%。

7. 用药 根据病情给予血管活性药物,如血容量已补足,血压正常,仍有微循环障碍可应用血管扩张剂,硝酸甘油、盐酸山莨菪碱(654-2)等。

8. 综合治疗 5%碳酸氢钠纠酸,控制血糖在6~8mmol/L。

9. 记录 在抢救记录本上据实准确记录抢救过程,电子病历记录抢救结束6小时内完成。

10. 抢救过程中与家属沟通,及时告知病情,安慰患者及家属,给患者提供心理服务。

知识链接

Ⅱ度、Ⅲ度烧伤补液量计算

	第一个24小时			第二个24小时
	成人	儿童	婴儿	
每1%面积、千克体重补液量(未额外丢失)(ml)	1.5~2.0	2.0	2.0	第一个24小时的1/2
晶体液:胶体液		中、重度2:1		同左
		特重1:1		
基础需水量(5%GS)(ml)	2000	70~100/kg		同左

问题4　如何做好气管切开护理?

1. 气管套管固定的护理　随时观察颈部系带松紧度,及时调整,以能容一指为宜,松紧合适,妥善固定,每班评估、记录。应用翻身床、操作前后要注重评估气管套管的位置情况。

2. 气管切口周围的护理　及时更换颈部气管切口敷料,保证气管套管周围创面不受痰液的污染,同时应避免痰液污染气管切口。

3. 气管套管护理　每班注意观察气管套管的在位情况,观察气流量,保持套管的通畅。

4. 保持人工气道通畅、合适的湿度　湿化液温度37℃左右,予微泵气道内持续滴注湿化液5~10ml/h,加强气道冲洗、雾化吸入及吸痰。

5. 严密观察痰液　观察痰的颜色、量、性质、气味及两肺部体征,及时翻身拍背,有利于气道分泌物排出,发现异常及时通知医生予相应处理。

6. 吸痰时严格执行无菌操作　使用一次性吸痰管,吸痰顺序为气管内-口腔-鼻腔,不能用一根吸痰管吸引气管、口鼻腔。每次吸痰时间不超过15秒。

7. 监测　气管切开后监测血氧饱和度、心率、血压及血气指标。

8. 心理支持　做好心理支持,指导患者如何沟通、交流,满足患者需求。

 知识链接

烧伤病理分期

休克期:烧伤后48h内为休克期。其主要生理病理变化为急性体液渗出所导致的低血容量性休克,临床表现为烦渴、烦躁不安、意识模糊甚至昏迷,血压正常或下降,心率加快、脉搏细弱,尿量少于30~50ml,末梢循环障碍,可出现恶心、呕吐、血氧分压下降等。

感染期:烧伤水肿回收期一开始,感染就上升为主要矛盾。浅度烧伤如早期创面处理不当,此时可出现创周炎症(如蜂窝织炎)。严重烧伤由于经历休克的打击,全身免疫功能处于低迷状态,对病原菌的易感性很高,早期暴发全身性感染的几率也高,且预后也最严重。

修复期:组织烧伤后,炎症反应的同时,组织修复也已开始。浅度烧伤多能自行修复,深Ⅱ°烧伤靠残存的上皮岛融合修复,Ⅲ°烧伤靠皮肤移植修复。

情境3　感染期护理

经积极补液抗休克治疗后,患者生命体征转稳定,住院第三天,出现反复高热,心率加快,呼吸频率加快,兴奋躁动,说胡话,唤醒后停止,出现幻觉、谵妄,创面渗出明显,部分敷料发绿。

问题5　考虑可能发生什么危急情况? 如何采取应急抢救措施?

[初步判断]

可能发生脓毒血症。

[抢救措施]

1. 立即报告医生。

2. 紧急处理　吸氧或加压吸氧,心电监护,建立静脉通路,心理安慰,适当约束,注意安全。

3. 确认有效的医嘱并执行　补液、遵医嘱应用大剂量有效抗生素,利尿,维持水、电解质酸碱平衡等对症支持治疗。

4. 严密监测　意识、生命体征、氧饱和度;血气分析、凝血谱动态变化;尿量、血尿;肺部体征;创面渗出、敷料颜色等情况。

5. 寒战、高热时,应立即抽血送血培养,以便明确感染菌群。

6. 按要求做好抢救记录。

7. 抢救过程中及时与家属沟通告知家属病情,安慰患者及家属,给患者提供心理服务。

问题6　该患者适合使用翻身床吗? 翻身床有哪些禁忌证?

该患者已经实施了气管切开,血压平稳后适合用翻身床,翻身床的适应证有:

1. 大面积烧伤休克期过后。

2. 躯干后侧或臀部烧伤。

3. 背、腰、臀部慢性溃疡或压疮。

4. 躯干后侧或臀部手术。

翻身床使用的禁忌证有:

1. 大面积烧伤休克期病情不稳定。

2. 颈部明显肿胀,吸入性损伤较重,早期未行气管切开或气管插管。

3. 婴幼儿烧伤。

4. 伴有呼吸功能障碍,未行气管切开或机械通气。

5. 病情危重,躁动不安,或处于昏迷状态。

6. 全身应用冬眠药物,神志不清。

问题7　翻身床如何操作?

1. 操作前准备　检查翻身床各部件是否齐全、完好,确保其灵活、牢固和安全。

2. 解释　向患者及家属解释睡翻身床的目的、必要性,及可能出现的不适感觉,取得合作。列为跌倒、坠床高危者,在预防坠床、跌倒告知书上签字。

3. 评估患者　评估患者的病情、生命体征、各种管道情况并做好记录。

4. 自身准备　衣帽整洁,洗手,戴口罩。

5. 用物准备　翻身床,翻身海绵垫、消毒翻身套、中单、纱布棉垫、手套等。

6. 翻身前患者准备　安置患者合适体位,注意保暖,整理各种管道。

7. 铺消毒单　根据患者创面情况铺消毒中单、棉垫,放海绵垫至患者合适部位。

8. 放置床片　床片的便孔正对患者的会阴部,旋紧床片固定螺丝,使上下床片合拢并压紧。用护带将患者固定,压力适宜。放开撑脚,拨去安全弹簧,由两人于床端均匀转动翻身床轴180°;注意与患者的交流、沟通。

9. 翻身　翻身后立即按紧安全弹簧,固定撑脚后拧松床片螺丝,去除护带、床片及中单棉垫等。

10. 翻身后整理　安置患者体位,整理管道及床单位;仰卧位时,患者双脚可用撑脚板,防止足下垂;使用护架,对于神志不清烦躁者,必要时使用约束带约束。

11. 再次观察患者的生命体征,检查翻身床的安全性。

12. 洗手,记录。

情境4 手术前后护理

患者入院后第5天,在全麻下行四肢切、削痂+异种皮覆盖术,手术经过顺利,术中输过红细胞悬液4u,血浆400ml,全麻清醒后由手术室护士送回病房。

问题8 如何做好术后护理?

1. 安置患者体位 根据患者的麻醉方法选择合适的体位,待患者血压平稳、神志清醒后协助翻身,预防并发症的发生。

2. 抬高四肢,有利于肢体静脉回流。

3. 注意不可在切、削痂肢体测量血压或扎止血带,以免产生皮下血肿。

4. 严密观察病情 定时监测生命体征,血氧饱和度,观察患者神志、意识、面色、尿量、四肢、躯干创面敷料有无渗血情况及四肢末梢血运情况。

5. 指导患者正确的活动,协助翻身,避免创面长时间受压。

6. 保持创面包扎敷料清洁干燥,及时更换棉垫。

7. 指导患者进食的时间和进食注意事项及全麻术后禁食的时间及注意事项。

情境5 植皮手术前后护理

患者住院15天左右,患者病情趋于基本稳定,生命体征平稳,头皮正常,躯干创面坏死组织大部分溶解,四肢创面覆盖异种皮溶解,肉芽生长良好,需行自体皮、真皮皮浆移植术。

问题9 作为责任护士如何做好术前准备及如何进行术前健康指导?

1. 遵医嘱配合做好必要的检查化验,如血常规、血生化、胸片、心电图等。

2. 备血。

3. 供皮区准备,通知理发师理发剃除所有毛发,用温水清洗干净,必要时消毒备用。

4. 遵嘱药物过敏试验。

5. 更换消毒手术衣服、裤子、帽子。

6. 通知禁饮、禁食时间及注意事项。

7. 做好术前健康指导:

(1)介绍手术的目的、必要性,手术名称、各项术前准备的内容及注意事项,取得患者的配合。

(2)耐心做好心理护理,消除患者紧张、恐惧的心理,积极配合。

(3)讲解麻醉的方法及注意事项。

(4)讲解禁食、禁饮的目的及配合要求。

(5)告知患者术中、术后需要的配合及注意事项。

患者经充分术前准备后在全麻下行四肢扩创自体皮取植术,取头皮植于双下肢,术中输红细胞悬液4u,手术经过顺利,全麻清醒后由手术室护士送回病房。

问题10 如何做好术后护理?

1. 安置患者体位 根据患者的麻醉方法选择合适的体位。

2. 四肢相对制动3~5天,以防植皮皮片移位,抬高四肢,有利于肢体静脉回流。

3. 注意不可在植皮肢体测量血压或扎止血带,以免产生皮下血肿、皮片失活。

4. 严密观察病情 定时监测生命体征,血氧饱和度,观察患者神志、意识、面色、尿量、四肢、躯干创面敷料有无渗血情况及四肢末梢血运情况。

5. 指导患者正确的活动,协助翻身,避免创面长时间受压。

6. 头部供皮区24~48小时后予半暴露,保持供植皮区创面包扎敷料清洁干燥,及时更换棉垫。

7. 指导患者全麻术后禁食的时间、注意事项及进食的时间和进食注意事项。

情境6 修复期的护理

患者经过3次自体皮取植手术,全身大部分皮片成活好,粘贴牢固,创面愈合良好,躯干、四肢散在残余创面未愈合,部分愈合创面瘢痕增生明显,四肢活动受限。

问题11 如何做好烧伤患者修复期的护理?

1. 做好护理评估 评估患者创面愈合、瘢痕增生情况,评估患者对瘢痕的认知及自我护理的能力、是否瘢痕体质、心理反应、配合程度、社会支持系统等。

2. 注意患者心理变化,防治患者过激情绪,并告知家属应防范患者有轻生的危险。

3. 应避免进食辛辣、海鲜等刺激性食物。

4. 烧伤后只要病情允许就要坚持各关节的功能锻炼,保持功能位,同时做好患者及其家属的指导工作,取得有效而积极的配合。不同烧伤部位的功能锻炼指导:

(1)颈部烧伤与瘢痕:颈前瘢痕可仰卧位时肩背下垫枕,使颈部过伸;颈侧瘢痕可头向健侧倾斜和转动。

(2)腋部烧伤:上肢外展90°,或上举过头;仰卧位时,双手交叉于脑后,使腋伸展。

(3)肘部烧伤:做伸、屈、旋转运动;休息时保持在伸位。

(4)手部烧伤:做握拳与对掌、对指运动;五指运动应把大拇指抓入其他四指中;活动时应保持指掌各关节的运动。

(5)膝部烧伤:作膝关节伸直、腘窝伸展、屈膝运动。

(6)足部烧伤:作背屈、跖屈、外展、内收运动;休息时保持功能位。

(7)踝部烧伤:以夹板或足托保持旋中背伸位。

5. 长期卧床者防治足下垂,正确指导患者离床前训练、床边站立、床边行走、室内等活动。

6. 做好可塑型夹板、按摩疗法、加压治疗、被动运动、主动运动、温水疗法等,并教会患者及其家属使用。

7. 指导患者与家属注意安全;任何运动都应以循序渐进为原则,幅度由弱到强、时间由短到长,贵在坚持。

 知识拓展

自体皮移植

自体皮、真皮皮浆移植术是我国首创的一种皮肤移植方法,主要用于大面积Ⅲ°烧伤、供皮源不足的患者。自体皮移植是一种皮肤细胞的体内培养方法,即将自体表皮和真皮切碎,处理成由无数个微小的复合细胞团块组成的糊状皮浆,将其附着于大张同种皮后,在良好的同种皮保护下覆盖创面,在机体自身营养、温度等生理条件下,无数个皮肤复合细胞生长、繁殖,最终融合成片,成为较完整的复合皮,以修复创面。该手术方法具有扩展面积大、创面愈合后瘢痕轻、外观平整、功能较好、操作简便等优点,适合于基层医院治疗大面积深度烧伤的应用。

情境7　出院护理

患者住院2月余,精神状况良好,胃纳正常,T 36.8℃,R 18次/分,P 87次/分,全身创面基本愈合,四肢有少量散在残余创面及数个小水泡,全身多处瘢痕增生明显,四肢活动自如,能下床活动,医嘱:明日出院。

问题12　如何做好出院指导?

1.出院后继续按康复计划进行功能锻炼,并持之以恒。

2.继续遵嘱应用积雪苷、硅酮凝胶、舒疤宁,使用加压疗法等抗瘢痕治疗措施达半年至一年,并给予注意事项指导。

3.戒烟、酒,多进食含维生素丰富的水果、蔬菜,避免进食辛辣、海鲜等刺激性食物。

4.注意保护刚愈合的皮肤,避免搔抓,保持皮肤清洁,每日温水清洗1~2次,穿宽松、棉质的衣裤,勤换洗。

5.保持心情愉快,积极参加各种社会活动。

6.出院后随访时间　1个月复诊,1个月后3~6个月定期复诊,有异常随诊,宣教办理出院手续。

(高月香)

【思考与练习】

1.大面积烧伤患者如何计算第一、第二个24小时静脉补液量？液体如何选择？

2.烧伤患者现场如何处理？

附　录

附录1　金华职业技术学院医学院

外科护理实习大纲

一、实习时间安排

科目	普外科	外科专科	手术室	合计
实习时间	4周	4周	4周	12周

二、实习大纲

序号	科目	知识要求	技能要求	实习时间
1	普外科	* 熟悉普外科病区各岗位的护理工作要求和工作流程； * 理解胃十二指肠疾病患者护理； * 理解胆道疾病患者护理； * 理解肠梗阻疾病患者护理； * 理解阑尾疾病患者护理； * 理解腹外疝疾病患者护理； * 理解常见直肠肛管疾病患者护理； * 理解CVP测量、输液泵的使用； * 理解普外科常用药物的剂量、作用及常见不良反应； * 熟悉普外科重危患者的抢救配合和护理； * 理解普外科患者手术前准备； * 理解深静脉置管护理、胃肠减压护理、T管护理； * 理解普外科手术后常见伤口护理	* 能熟练地进行深静脉置管护理、C.V.P.测量； * 熟练地进行输液泵的应用； * 会床边监护仪操作； * 规范地进行外科重病护理记录； * 熟练地进行输液； * 规范地进行输血； * 熟练抽血； * 熟练地铺麻醉床； * 能熟练地进行备皮； * 能规范地进行换药； * 能熟练地进行T管护理； * 能熟练地进行胃肠减压管护理； * 生命体征监测、患者生活护理、用药护理、留取标本等	4周
2	外科专科	* 熟悉外科专科病区各岗位的护理工作要求和工作流程； * 理解颅脑损伤患者护理； * 理解外科甲状腺疾病患者护理； * 理解乳房疾病患者护理； * 熟悉大隐静脉曲张疾病患者护理；	* 规范地气管切开护理 * 能熟练地进行胸腔闭式引流管护理； * 能熟练地进行造瘘管护理； * 能配合各种造影检查； * 能指导乳癌根治术患者的术后功	4周

138

序号	科目	知识要求	技能要求	实习时间
		* 理解结直肠肿瘤疾病患者护理； * 理解气胸、肋骨骨折、血胸患者护理； * 了解肺癌患者护理； * 理解肾输尿管结石患者护理； * 理解肾、膀胱肿瘤患者护理； * 理解肾损伤患者护理； * 理解前列腺增生患者护理； * 理解常见骨折、脱位患者护理； * 熟悉颈椎病、腰腿痛、急性骨髓炎患者护理； * 理解气管切开护理、胸膜腔闭式引流管、膀胱冲洗、造瘘管护理 * 了解特殊的伤口护理	能锻炼； * 能完成骨科手术患者的术前准备； * 能指导肺功能锻炼； * 能指导泌尿系结石患者正确的运动； * 能正确指导骨科手术后患者的康复活动； * 能对外科专科患者进行生命体征监测、患者生活护理、用药护理、留取标本等	
3	手术室	* 巩固外科无菌概念，有严格的无菌观念，理解无菌操作； * 熟悉中、小手术的术前准备术中配合； * 理解麻醉配合的工作； * 熟悉各种手术包的准备及各种器械的保养； * 理解中、小手术器械护士工作，熟悉中、小手术巡回护士工作	* 能协助完成麻醉； * 能完成各种手术体位安置； * 能进行手术物品的准备，消毒及处理（包括感染手术后手术室物品的处理）； * 能完成中小手术的洗手护士工作； * 能在老师指导下完成中小手术巡回护士工作	4周

三、外科护理实习评价

学生毕业实习成绩评定项目：

1. 带教老师对实习生的评价。

2. 实习科室对实习生的出科测评成绩（包括操作考核）。

3. 学院及专业（部）在学生毕业实习期间进行的理论或操作考试的成绩。

4. 护理个案成绩。

附录2 外科护理常规

腹外疝护理常规

一、术前护理

1. 按外科术前护理常规。

2. 注意休息、保暖，防止感冒，术前2周禁止吸烟，有气管炎、支气管炎、慢性咳嗽等及时治疗控制。

3. 多饮水，多吃蔬菜等粗纤维食物，以保持大便通畅。

4. 疝块较大者减少活动,多卧床休息。

5. 术前患者排空尿液,以免损害膀胱。

二、术后护理

1. 按外科术后护理常规。

2. 术后平卧位,膝部垫枕,使髋部微屈,以减轻切口部不适、疼痛。

3. 腹股沟区用沙袋压迫6小时,并用提睾带托起阴囊,以防水肿或血肿形成。

4. 注意保持伤口清洁、干燥。

5. 保持大小便通畅,注意保暖,避免咳嗽等增加腹压的因素,防止疝复发。有咳嗽时用手按压伤口,并立即用药。

6. 如为嵌顿性疝或绞窄性疝做肠切除术者,按肠切除术后护理常规。

7. 鼓励并协助患者早期床上活动,以防肺部并发症,但要避免增加腹压的活动;术后一周离床。做无张力修补术者,术后3天可下床活动。

8. 指导患者出院后继续休息1个月,轻便工作3个月,避免重体力劳动,如提重物、抬重物及持久站立等;避免受凉感冒,防止咳嗽、打喷嚏致腹压升高导致疾病复发;多食粗纤维食物,如:芹菜、笋等,保持大便通畅。如合并有可能引起腹压增高的疾病要继续治疗。

脾破裂护理常规

一、术前护理

1. 按外科术前护理。

2. 绝对卧床休息7~14天,根据血压取合适卧位,做好心理护理。

3. 监测生命体征、腹部体征,随时观察神志、面色、皮肤色泽温度、尿量等变化。对红细胞和血红蛋白的变化进行连续性动态观察,如果红细胞男性低于3.2×10^{12}/L,女性低于2.8×10^{12}/L,血红蛋白低于90g/L而且有继续下降的趋势,说明腹腔内出血。

4. 建立两条以上静脉通路,补充血容量,及时准确应用止血药。

5. 吸氧 保持呼吸道通畅,给予氧气吸入是抢救休克的重要环节,提高血氧饱和度,保证重要脏器的供氧。

6. 保暖 休克患者因其周围循环衰竭,体温常低于正常,四肢厥冷,应盖棉被或提高室温,不宜用热水袋加温。

7. 禁食,胃肠减压,保持引流通畅,待肠蠕动恢复后进食流质饮食,逐步过渡到半流质、软食。

8. 积极术前准备。

二、术后护理

1. 按外科术后护理常规。

2. 观察生命体征、腹部体征、尿量、肠蠕动恢复情况。

3. 吸氧,保持水电解质酸碱平衡,保证液体量的及时供给,按医嘱合理应用抗生素。

4. 血压平稳后取半卧位,鼓励协助早期活动,防止肠粘连。

5. 妥善固定引流管,保持引流通畅,观察记录引流液量、性状。

6. 禁食、胃肠减压,待肠蠕动恢复后进食流质饮食,逐步过渡到半流质、软食,禁食期间做好口腔护理。

7. 观察有无出血、腹腔感染、血栓、OPSI等并发症发生。

消化性溃疡护理常规

一、术前护理

1. 按外科术前护理常规。

2. 观察体温、脉搏、呼吸变化，必要时测血压。

3. 进易消化、营养丰富的半流质饮食，少量多餐，合并溃疡出血或幽门梗阻者进流质饮食或禁食。穿孔者禁食、禁饮，给予胃肠减压，减少胃肠内容物继续流入腹腔。静脉输液，维持水、电解质平衡，应用抗生素抗感染，预防及治疗休克。

4. 对幽门梗阻需禁食者，记录出入量，随时抽血送检血钾、钠、氯，并及时补液，纠正水、电解质失衡、低氯低钾性碱中毒。

5. 幽门梗阻者术前胃肠减压，观察胃内容物的性质和量。术前3天每晚用温等渗盐水洗胃，以减轻胃壁水肿。

6. 协助完成胃镜检查或胃肠钡餐造影以明确诊断。

7. 密切观察患者有无上腹突然剧烈疼痛、腹肌紧张呈板状、出冷汗、脉细速、呕血或解柏油样便等溃疡穿孔或出血症状，发现上述情况应及时报告医生，需急诊手术者做好手术前准备工作。

二、术后护理

1. 按外科术后护理常规。

2. 保持胃肠减压通畅，观察吸出液的性质和量并记录。伤口腹带包扎，观察有无渗出，尤其是慢性支气管炎、肝功能差、血浆蛋白低下或老年人，防止伤口裂开。

3. 保持口腔清洁，防止腮腺炎和口腔炎等并发症。

4. 观察有无出血、梗阻、吻合口瘘、倾倒综合征等并发症。

5. 胃癌根治术后化疗时，应观察药物不良反应。

6. 观察腹痛、腹胀及肠蠕动恢复情况，鼓励患者早期下床活动。

7. 肠蠕动恢复后根据医嘱给流质饮食，2~3天后改半流质饮食，进食后应注意观察有无腹痛、腹胀、呕吐及进食量。

8. 出院时嘱注意饮食营养，宜少量多餐，戒烟酒，术后1个月内每日进食5~6次，3~6个月恢复每日3餐。术后早期不宜进过甜饮食，餐后应平卧片刻。选择高营养，富含铁、钙、维生素的食物。进食易消化食物，避免过凉、辛辣的食物，以防在肠粘连的基础上诱发肠梗阻。避免重体力劳动，注意缓解生活和工作压力，保持乐观情绪，指导患者早期进行适当活动，防止肠粘连。讲解术后迟发性并发症的症状、体征，如有腹痛、腹胀、恶心、呕吐等不适时，应及时去医院复查。

急性阑尾炎护理常规

一、术前及非手术治疗护理

1. 按普通外科一般护理常规。

2. 介绍与疾病有关的知识，讲解手术的必要性，稳定患者情绪。

3. 加强病情观察，定时测量体温、脉搏、呼吸、血压，注意腹部体征。

4. 暂禁饮、禁食，给予抗感染、补液，禁用泻药及灌肠，禁用止痛剂。

5. 发现腹痛加剧、出现腹膜刺激征等及时报告医生处理。

二、术后护理

1. 了解麻醉和手术方式以及术中情况。

2. 严密观察患者生命体征,准确记录出入量。

3. 全麻术后清醒或硬膜外麻醉平卧4~6小时后,改为半坐卧位。

4. 倾听患者主诉,有无疼痛不适。减轻或控制疼痛,采取非药物或药物方法止痛,评价效果。

5. 术后禁食,遵医嘱予以静脉补液、抗感染。待肠蠕动恢复、肛门排气后,可由流质饮食过渡到半流食、普食。

6. 做好腹腔引流管护理,妥善固定,保持通畅,观察和记录引流量、颜色及性质。

7. 观察患者切口情况,有无渗血渗液、红肿热痛。

8. 监测腹部体征变化,有无腹胀、腹痛、腹部包块或排便排尿异常。鼓励患者早期下床活动,预防术后肠粘连。

9. 观察有无切口感染、粘连性肠梗阻、术后出血、腹腔感染、阑尾残株炎、粪瘘等并发症发生。若有异常,及时通知医师处理。

10. 健康教育:

(1)保持良好的饮食、卫生及生活习惯,餐后不做剧烈运动,尤其跳跃、奔跑等。

(2)及时治疗胃肠道炎症或其他疾病,预防慢性阑尾炎急性发作。

(3)术后早期下床活动,防止发生肠粘连甚至粘连性肠梗阻。

(4)阑尾周围脓肿者,出院时应告知患者3个月后再次住院行阑尾切除术。

(5)自我监测,发生腹痛或不适时及时就诊。

肠梗阻护理常规

一、术前护理

1. 按外科术前护理常规。

2. 测血压、脉搏、呼吸,观察有无休克表现。

3. 无休克者取半卧位。

4. 按医嘱输液,纠正脱水,保持水、电解质、酸碱平衡,脱水严重者按医嘱记录出入量。

5. 禁食,保持胃肠减压通畅,注意胃肠减压引出液的量、颜色。如吸出暗红色液体,应疑有肠绞窄可能。在确定无绞窄性肠梗阻后,可用解痉药物,不能用吗啡、哌替啶(杜冷丁),以免掩盖病情。

6. 密切观察有无绞窄性肠梗阻症状,如腹痛为持续性剧痛、腹肌紧张、腹部压痛并可及肿块,呕吐剧烈,面色苍白,烦躁不安等应及时报告医生,做好术前准备。

二、术后护理

1. 按外科术后护理常规。

2. 测血压、脉搏、呼吸,观察腹部体征的变化。

3. 血压平稳后取半卧位,鼓励并协助患者早期下床活动,防止肠粘连。

4. 按胃肠减压、腹腔引流管护理常规做好引流管护理。

5. 禁食至肠鸣音恢复,肛门排气,根据医嘱进流质饮食,进食后注意有无腹痛、腹胀、恶心呕吐等情况,以后逐步过渡到半流质、软食。

6. 保持水、电解质、酸碱平衡,按医嘱正确记录出入量。

7. 注意切口有无感染,保持敷料干燥。

8. 注意有无腹内出血、腹腔残余感染、肠瘘等并发症发生。

胆石症护理常规

一、术前护理

1. 按外科术前护理常规。

2. 测血压、脉搏、呼吸,观察有无休克表现。

3. 无休克者取半卧位。

4. 急性发作者暂禁食,注意休息,病情稳定后可根据情况给予合适的饮食。

5. 按医嘱给予抗感染治疗,输液,纠正脱水,保持水、电解质、酸碱平衡。

6. 密切观察病情变化,如腹痛是否加剧、有无腹肌紧张、局部有无腹部压痛、能否触及肿块,尤其密切观察血压和精神改变,若病情加重或出现血压下降、精神异常及时报告医生,做好术前准备。

二、术后护理

1. 按外科术后护理常规。

2. 测血压、脉搏、呼吸,观察腹部体征的变化。

3. 血压平稳取半卧位,无禁忌证者鼓励并协助患者早期下床活动,防止肠粘连。

4. 禁食至肠鸣音恢复,肛门排气,根据医嘱进流质饮食,进食后注意有无腹痛、腹胀、恶心呕吐等情况,以后逐步过渡到半流质、软食。

5. 保持水、电解质、酸碱平衡,按医嘱正确记录出入量。

6. 注意切口有无感染,保持敷料干燥。

7. 做好腹腔引流管和T管护理。

8. 注意有无腹痛、发热、黄疸、腹内出血等并发症发生。

9. 做好饮食指导,饮食宜清淡,不吃高脂、高胆固醇食物。

10. 带T形管出院者做好导管的护理,防止管子脱落,观察引流液的量、颜色和性状,发现异常及时回院复查。

痔疮护理常规

一、术前护理

1. 按外科术前护理常规。

2. 指导患者多吃新鲜蔬菜、水果,养成定时排便习惯。有便秘史者,可服用缓泻剂。

3. 用1∶5000高锰酸钾溶液坐浴,每日2次,每次15~20分钟。保持局部清洁。

4. 术前一般不限制饮食或进少渣饮食,术前晚及术日晨清洁灌肠或术前口服导泻剂。

二、术后护理

1. 按外科术后护理常规。

2. 观察伤口有无出血现象及排尿情况。

3. 疼痛剧烈时可适当应用止痛剂,必要时放松填塞物。

4. 术后1~2天内进少渣半流质饮食,2天后开始多食润肠食物,如香蕉、蜂蜜等以利通便。

5. 用1∶5000高锰酸钾溶液坐浴,每日2次,便后可加坐1次。

6. 注意观察有无排便困难、大便变细或大便失禁等现象,如有异常及时处理。

肛裂护理常规

一、术前护理

1. 按外科术前护理常规。

2. 指导患者多吃新鲜蔬菜、水果,养成定时排便习惯。有便秘史者,可服用缓泻剂。

3. 用1：5000高锰酸钾溶液坐浴,每日2次,每次15~20分钟。保持局部清洁。

4. 术前一般不限制饮食或进少渣饮食,术前晚及术日晨清洁灌肠或术前口服导泻剂。

二、术后护理

1. 按外科术后护理常规。

2. 观察伤口有无出血现象及排尿情况。

3. 术后2天内进少渣半流质饮食,第2天开始多食润肠食物,如香蕉、蜂蜜等。

4. 用1：5000高锰酸钾溶液坐浴,每日2次,便后可加坐1次。

5. 观察伤口疼痛情况,根据不同的原因进行处理。

肛旁脓肿护理常规

一、术前护理

1. 按外科术前护理常规。

2. 保持大便通畅,摄入有助促进排便的食物,鼓励患者排便,予以缓泻剂。

3. 指导1：5000高锰酸钾液坐浴,43~46℃,每日2次,每次20~30分钟。

4. 控制感染应用抗生素,高热患者予物理降温,做好术前准备。

二、术后护理

1. 按外科术后护理常规。

2. 注意观察切口疼痛及排尿情况。

3. 1：5000高锰酸钾液坐浴,每日2次。

4. 定期换药保持肛周清洁。

5. 保持大便通畅。

肛瘘护理常规

一、术前护理

1. 按外科术前护理常规。

2. 保持肛周清洁。

3. 术前少渣饮食,术前晚及术日晨行清洁灌肠或术前晚口服导泻剂。

二、术后护理

1. 按外科术后护理常规。

2. 注意观察切口疼痛及排尿情况。

3. 术后第二天开始每天早晚及便后用1：5000高锰酸钾液坐浴,保持肛周清洁。

4. 饮食注意清淡,忌辛辣食物,多进新鲜果蔬,多饮水,保持大便通畅,必要时口服缓泻剂以利通便。

5. 挂线后护理　嘱患者每5~7天至门诊收紧药线,直到药线脱落,脱线后局部可涂生肌散或抗生素软膏,以促进愈合。

6.注意观察伤口愈合情况,肛门括约肌松弛者指导患者做提肛训练。

胸部外科护理常规

一、术前护理

1.按胸外科一般护理常规。

2.配合做好术前特殊检查,如肺功能、心电图、X线、血气分析、支气管镜,正确留取痰标本,胸穿按胸穿护理。

3.术前戒烟,教会有效的腹式呼吸、咳嗽、咳痰,改善肺功能。

4.术日晨将胸腔闭式引流瓶、胸带、X线片、抗生素等送手术室备用。

二、术后护理

1.按外科一般护理常规。

2.麻醉清醒,血压平稳后改半卧位。

3.根据病情测血压、脉搏、呼吸至平稳。

4.吸氧,注意观察有无呼吸困难、发绀等症状,观察两肺呼吸音,有无肺不张、肺部感染等情况。

5.鼓励患者做有效咳嗽、咳痰及腹式呼吸,协助拍背排痰,雾化吸入,痰液黏稠不易咳出时可行气管内吸痰或气管切开。

6.按胸腔闭式引流护理。

7.注意伤口有无渗血、渗液,保持敷料干燥。

8.评估疼痛情况,及时应用止痛剂,鼓励患者早期下床活动。

9.术后需放疗、化疗者,按放疗、化疗护理。

下肢静脉曲张护理常规

一、术前护理

1.按外科术前护理常规。

2.观察局部有无出血、渗血。若出血一般予抬高患肢用纱布压迫包扎即可止血,必要时缝扎破裂的静脉。

3.症状明显,伴有小腿溃疡者宜卧床休息并抬高患肢,每日换药1次,局部应用抗生素。如有湿疹性皮炎,保持皮肤清洁干燥,局部涂擦湿疹软膏,嘱患者勿搔抓皮肤,避免皮肤破损,继发感染。

4.并发血栓性静脉炎、丹毒或静脉周围炎时,患者应卧床休息,使用抗生素,局部1：5000呋喃西林液湿敷或涂聚维酮碘(碘伏)。

5.严格备皮,除常规沐浴、更换清洁内衣外,应重点清洗腹股沟、会阴、肛门等部位。如需植皮者,准备好供皮区皮肤。

6.术前常规检查:凝血功能测定,包括血小板计数、出凝血时间测定、凝血酶原时间测定及深静脉造影等,了解患者有无出血倾向、血液病史及深静脉阻塞程度。

二、术后护理

1.按外科术后护理常规。

2.注意观察患肢血液循环,绷带包扎松紧度有无妨碍关节活动,以判断是否包扎过紧或有无其他并发症。

3. 抬高下肢30°,且局部垫枕,以利下肢静脉血回流。

4. 注意有无切口及皮下渗血,尤其应用抗凝药者应熟悉抗凝药物的作用和使用方法,有无全身出血倾向。

5. 鼓励早期下床活动,对于单纯性大隐静脉高位结扎+抽剥术者,术后24~48小时后应下地行走;对于有静脉功能障碍行下肢静脉环缩及血管重建术者,术后应卧床1~2周,但应在床上做足关节伸屈,防止血栓形成,促进侧支循环建立。

6. 做好出院指导,3个月避免重体力劳动及过久站立行走,必要时使用弹力绷带包扎下肢或穿弹力袜。避免慢性咳嗽、习惯性便秘等增加血栓重力的因素。

7. 每晚睡觉前,要养成用热水洗脚的习惯,忌用冷水洗脚。用热水洗脚,能消除疲劳,有利睡眠,更能活血化淤,防止下肢静脉淤血。注意保持患肢皮肤清洁卫生,避免使用刺激性较强的碱性肥皂或沐浴液洗澡,以免加重病情。修剪指(趾)甲,避免抓破皮肤。要多做双腿上下摆动或蹬腿练习,多做腿部按摩。穿平跟鞋,少穿高跟鞋;下班回家后,宜赤脚或穿拖鞋,以改善足部血液循环,预防静脉曲张的发生。

血栓性闭塞性脉管炎护理常规

一、术前护理

1. 按外科护理术前护理常规。

2. 禁烟,注意休息,保暖防湿,避免血管痉挛加重肢体缺血。肢体病变部位不宜热敷,以免增加组织耗氧量。

3. 避免局部按摩、挤压引起肢体溃疡或坏疽,鞋袜不宜过紧。

4. 观察患肢皮肤色泽、温度及动脉搏动情况,抬高患肢30°。

5. 鼓励患者在床上做肢体功能锻炼,避免长时间维持同一姿势影响血液循环。

6. 疼痛剧烈者应防止坠床,适当给予镇痛镇静药。必要时可试用鲁卡因股动脉注射或做连续硬膜外阻滞止痛。

7. 做血管重建术的患者术前尤应测定患者血小板计数、出凝血时间、凝血酶原时间。

二、术后护理

1. 按外科术后护理常规。

2. 观察生命体征及伤口渗血出血情况,熟悉抗凝药物的作用和使用方法。注意有无全身出血,以防发生严重并发症。

3. 血管重建术后应平卧位,患肢抬高30°,卧床1~2周,可在床上做足关节伸屈活动。同时观察患肢肢端的皮温、色泽、感觉和动脉搏动强度,如出现肢端疼痛、皮肤苍白或淤紫、皮温降低、动脉搏动减弱或消失,有可能血管重建部位发生痉挛或继发性血栓形成,应及时予抗痉挛、抗血栓等对症处理。

4. 腰交感神经切断术后应观察有无恶心、呕吐、心悸、头晕等反应。如并发腹胀等功能紊乱,可给予胃肠减压、肛管排气。

5. 出院后嘱戒烟,有条件者避免长期在潮湿、阴冷环境中,保持患肢皮肤清洁干燥。

神经外科一般护理常规

1. 按外科一般护理常规,定时测血压、脉搏、呼吸、尿量等。

2. 密切观察患者的意识、瞳孔、肢体活动和精神状态。

3. 熟悉颅脑、脊髓、神经的解剖及各部位的生理功能。

4. 了解患者主要病史及体征特点,对有意识不清、走路不稳、视力模糊或失明、定向障碍、精神症状、幻觉、复视及癫痫史者,应用床栏防止坠床。

5. 对有精神症状的患者,应避免刺激患者,耐心帮助患者解决困难。必要时按医嘱应用镇静剂,穿患者服,贴标记,防止走失、自伤,并加强巡视。

6. 患者在使用脱水剂治疗期间,应密切注意水、电解质平衡,配合医生根据病情变化及时调整药物。

7. 对长期昏迷不能进食者,应给鼻饲流质饮食或做胃肠外营养,同时做好静脉导管的护理。

8. 保持大小便通畅,3天以上无大便者,可根据医嘱给以缓泻剂或甘油灌肠,以免颅内压升高。

9. 重型颅脑损伤、昏迷高热者应头部放置冰袋、冰帽或用其他降温措施。

10. 重危患者应做好人工呼吸、心电监护等抢救有关的治疗护理工作。

11. 发现患者病情如意识、瞳孔等有变化时,应及时通知医生处理。

神经外科手术前后护理常规

一、术前护理

1. 患者入院后,严密观察其全身情况,如有异常或恶化症候要及早通知医生并处理。

2. 充分理解患者及家属由手术引起的精神负担,应详细介绍手术情况,以减少其不安心理。

3. 协助医生做好各项检查　①肝、肾、呼吸、循环功能的检查;②血液系统的检查;③血管造影、断层扫描、腰椎穿刺等特殊检查。

4. 术前3天剪短头发,每日洗头1次(急症例外),术前2小时剃净头发,洗头后戴一次性帽子保护头皮。

二、术后护理

1. 全麻未清醒前患者去枕平卧位,头转向健侧,骨突处忌压,头枕部垫消毒棉垫。头部避免过度伸屈活动,麻醉清醒后视病情头部抬高15°~30°,以利头部静脉回流,减轻脑水肿。

2. 在患者意识状态逐渐转为清醒过程中,保持呼吸道通畅。特别是颅内压增高者,舌根容易后坠而突然使呼吸道阻塞,要立即抬起下颌,插入通气道、清除分泌物,必要时协助医生气管插管或行气管切开术并做好相应护理。

3. 吸氧。

4. 保持液体进出量平衡。

5. 加强营养的摄入。根据患者的意识程度,可由口摄食的手术,次日先进少量流质饮食,如无恶心呕吐者可进半流质饮食。

6. 做好口腔护理。有咀嚼及吞咽功能障碍者,视病情插鼻饲管摄入营养。

7. 留置导尿患者定时夹放导尿管,并注意尿量及性状。病情稳定后及时膀胱功能训练,尽早拔除导尿管。

泌尿外科一般护理常规

1. 除特殊患者外,一般应鼓励患者多饮水。

2. 留取尿常规,正确做好中段尿培养,如有尿路感染者,应暂缓手术。

3. 凡泌尿系统器械检查或治疗后,应注意观察可能发生的反应,如无尿、尿潴留、尿痛、血尿、寒战、发热等。

4. 如有留置导尿管(或造瘘管)者,应妥善固定,保持通畅,经常观察引流情况及引流液的色、质、量,按照医嘱定时进行冲洗,引流袋定时更换。做好会阴护理。

5. 漏尿患者应注意保持床单干燥,以免引起压疮。

6. 注意观察患者排尿情况:

(1)每次尿量及24小时尿量。

(2)排尿困难、尿潴留、排尿延迟、尿线变细或排尿无力、尿流中断程度及其动态变化。

(3)排尿疼痛时,应了解疼痛发生部位及其与排尿的关系和持续的时间。

(4)了解有无尿失禁及其与咳嗽、喷嚏、情绪的关系。

(5)血尿患者应注意观察是全程血尿还是终末血尿,血尿颜色的深浅,有无血块,是间歇性血尿还是持续性血尿。

泌尿外科外伤护理常规

1. 严重损伤者应设特别护理记录,定时测定血压、脉搏、呼吸、体温等生命体征。

2. 绝对卧床休息2~4周,保暖,注意皮肤色泽及肢体温度,必要时给予休克卧位。

3. 必要时留导尿管,观察血尿变化并记录。肉眼血尿消失后,可隔天做尿常规检查。

4. 定时做红细胞计数和血红蛋白、血细胞比容等检查,休克时测中心静脉压,以便及时了解失血状况。

5. 血型交配、备血、建立静脉通路,按医嘱补充血容量,注意电解质平衡,输液量大者应警惕水肿及心力衰竭的出现。

6. 按医嘱给升压药、止痛药、镇静药,注意上述药物不良反应及配伍禁忌。

7. 肾损伤者应严密观察腰腹部肿胀和压痛、肌肉痉挛及肿胀情况,伴外伤性血肿、尿外渗时要注意防止感染。

8. 膀胱损伤　密切观察有无出血及尿外渗情况,留置导尿管或膀胱造瘘管者,按常规护理。一般导尿管可留置10~12天,注意引流尿色改变,发现有血块时必须抽吸干净或用少量生理盐水冲洗,并报告医生。

9. 尿道损伤　尿道开放性损伤需行清创术,修补或吻合尿道,创口置引流条。有尿外渗者,应做广泛的切开引流,术后密切观察伤口出血及尿外渗情况,并常规护理留置导尿管及膀胱造瘘管,有时导尿管拔除后需定期进行尿道扩张术。如尿流变细,必要时,需长期定期进行尿道扩张术,必须劝导患者耐心坚持以免尿道狭窄复发和加重。

10. 严密观察潜在性损伤　泌尿系损伤常伴有其他脏器损伤或骨盆骨折的可能,应严密观察患者症状与体征的变化,随时作好抢救准备。配合医师做好各项实验室检查及X线检查,随时做好手术前准备工作。

11. 皮肤护理　保持床单清洁、平整、干燥,有尿失禁、尿外渗者更应做好皮肤护理,预防压疮。

12. 预防感染护理　①按医嘱给予抗生素。②密切观察损伤伤口情况。③做好导尿管护理。严格无菌操作,加强尿道口清洁护理,每日2次用消毒液清洗尿道口及会阴部,留置导尿管必须保持引流通畅,防止受压、扭曲,定时更换引流袋,及时倾倒并记录尿量及色泽。

④鼓励多饮水以利排尿,排尿增多也相应达到冲洗目的。⑤长期留置导尿要定期更换导尿管,必要时须做尿培养。

13. 心理护理　针对不同患者,用通俗易懂的语言,解释泌尿系统损伤的有关常识。

前列腺增生手术护理常规

一、术前护理

1. 按外科手术前常规护理和泌尿外科一般护理常规。

2. 做好中段尿培养,控制尿路感染,鼓励患者多饮水,协助做好腹部平片和静脉肾盂造影、膀胱镜检。

3. 合并有尿潴留、尿路感染、尿毒症、慢性肾功能不全者,应先行留置导尿或行耻骨上膀胱造瘘术。

4. 遵医嘱服用雌性激素,使前列腺收缩变硬,便于手术操作及减少术中出血。

5. 避免便秘,忌饮酒,以免诱发急性尿潴留;适当活动,增加手术耐受性。

6. 患者送手术室后,备好膀胱冲洗用物及消毒引流瓶。

二、术后护理

1. 按外科手术后常规护理及麻醉后常规护理,术后去枕平卧6小时,严密观察T、P、R、BP及神志的变化,如有异常及时通知医生。

2. 控制静脉输液速度,前列腺增生的患者以老年人居多,心、肺及肾代偿能力下降,因此输液的速度不能过快、过多以防出现循环负荷加重的情况。

3. 观察尿量、尿色,持续膀胱冲洗,防止创面渗血形成血块堵塞引流管,冲洗的速度与时间可根据冲洗液的颜色决定,肉眼观察无血尿后2天停冲洗。

4. 准确记录出入量,了解患者体液是否平衡。观察引流液的颜色,了解手术创面有无活动性出血的情况。

5. 注意尿道口有无分泌物及红肿情况,并每天消毒以预防逆行感染。注意观察体温、阴囊肿痛等情况。

6. 术后应根据病情尽可能取半卧位,翻身时动作轻柔。鼓励并指导患者正确咳嗽,如有困难则应给予拍背、雾化吸入及使用对症的药物。预防压疮发生。

7. 术后5天内禁止灌肠、肛管排气,禁止使用新斯的明类药物。腹胀、便秘者,可服缓泻剂或外用开塞露。肠功能恢复后方可进食。保持大便通畅。

8. 切口疼痛、尿道痉挛时可引起腹肌紧张而诱发出血,可酌情使用止痛剂。

9. 膀胱冲洗停止后,应鼓励患者多饮水,以达到自身冲洗的目的。

10. 拔出导尿管后,注意有无排尿困难或尿失禁现象,指导患者进行括约肌收缩练习。

四肢骨折护理常规

一、术前护理

1. 患肢抬高位功能位放置,根据骨折部位及程度决定活动方式。患肢禁负荷骨折部制动,可进行肌肉收缩锻炼,如骨折部已做外固定可活动骨折的远端关节。长期卧床患者每2小时翻身1次。

2. 以高蛋白、高维生素、高热量饮食为主,多吃新鲜蔬菜和水果,糖尿病者控制饮料及水果,不能进食者予肠内外营养。

3. 保持良好的心态，正确对待疾病。可让患者和家属与同种手术患者交谈，可让患者和家属与同种手术成功的患者交谈，从心理上认清接受手术治疗的必要性，对手术要达到目的及可能发生的并发症与意外事项有一定的心理准备。创伤心理护理。

4. 甘露醇需快速静脉滴注，250ml在半小时内输完。用药期间关注血生化报告。

5. 石膏或支具护理

（1）如固定处局部有肿胀、疼痛加剧、麻木，肢端血循障碍，局部有渗液、异味，应通知医生及时打开石膏或支具，检查局部情况。

（2）搬运时避免折断石膏。如石膏有变形断裂，或过紧、过松，应通知医生重新打石膏。

（3）石膏未干前搬运时需用手掌托住石膏，忌用手摺捏压，要维持石膏固定的位置直至石膏完全凝固。石膏干后即开始未固定关节的功能锻炼。

（4）天气寒冷时，要注意肢端的保暖。

6. 牵引护理分为皮牵引和骨牵引，目前病房常见为下肢牵引。

（1）检查足跟踝背部皮肤，足跟部可预防性使用水胶体敷料保护，避免卡压伤。

（2）保持下肢外展中立位，床尾抬高20~25cm。

（3）翻身或检查时不应放松牵引重量，并保持牵引绳与腿部方向一致，最好向健侧卧位，两腿间夹一枕头。

（4）牵引期间定时检查伤肢长度及旋转角度，及时调整体位和重量，避免过度牵引。

（5）骨牵引时定时检查牵引针处有无不适、感染，予75%乙醇（酒精）或PVP-I消毒针孔每天2次。

7. 做好疼痛护理。

8. 并发症的观察与护理　观察有无出血、神经损伤、感染、骨筋膜室综合征、脂肪栓塞、DVT、肌肉萎缩、关节僵硬、压疮、便秘等并发症发生。

9. 做好术前准备和术前指导，做好术前常规检查。

二、术后护理

1. 体位与活动同术前。

2. 饮食　术后6小时可进普食，多饮水、多吃水果、蔬菜，高蛋白饮食，保持大便通畅。

3. 心理支持　保持良好的心态，正确对待疾病。

4. 呼吸道管理。

（1）氧气吸入PRN。

（2）鼓励有效咳嗽咳痰，深呼吸。

（3）咳痰困难者，肺叩打PRN，雾化吸入PRN。

5. 做好切口护理，观察切口敷料情况及切口愈合情况，有无红肿热痛、渗液，有感染者，协助做好分泌物培养，加强换药。

6. 疼痛护理。

7. 妥善固定切口J-P管，保持通畅，观察引流量、色、性质并记录。

8. 做好导尿管的护理。

9. 并发症的观察与处理　有无出血、内固定失效及同术前的并发症发生。

10. 健康教育

（1）体位与活动：患肢抬高功能位放置，主动活动石膏未固定部位，按医嘱循序渐进功能锻炼。不同部位的骨折愈合时间不同，外固定时间不同，须严格遵医嘱，不能自行过早拆除外围定或负重。

（2）饮食：鼓励进高热量、高蛋白、富含维生素易消化的饮食。

（3）心理支持：鼓励患者保持良好精神状态。

（4）劝导戒烟。

（5）介绍药物的名称、剂量、用法、作用和不良反应。

（6）出院后继续功能锻炼。

（7）指导患者定时门诊复查，并说明复查的重要性。如出现病情变化，及时来医院就诊。

骨盆骨折护理常规

一、一般护理

1. 体位与活动　根据骨折部位、程度决定活动方式，严格按医嘱执行。卧床患者一般可每两小时小幅度健侧翻身，翻身时最好使用翻身拉单/浴巾，尽量少搬动，最好用木板搬运、输送、拍片检查。

2. 饮食以高蛋白、高维生素、高热量饮食为主，多吃新鲜蔬菜和水果。糖尿病者控制饮食及水果的摄入，不能进食者予肠内外营养。

3. 心理支持　使患者保持良好的心态，正确对待疾病。可让患者和家属与同种手术患者交谈，让患者和家属与同种手术成功的患者交谈，从心理上认清接受手术治疗的必要性，对手术要达到的目的及可能发生的并发症与意外事项有一定的心理准备。

4. 牵引护理分皮牵引和骨牵引，目前病房最为常见为下肢皮牵引，骨牵引适用于骶髂关节脱位、骶孔直线骨折、髂骨翼后部直线骨折。

（1）压缩型骨盆骨折：避免骨盆悬吊。下肢牵引时取髋关节伸直位。

（2）分离型骨盆骨折：避免单纯牵引，必须加以骨盆悬吊（可克服髂骨翼外翻）。下肢牵引时髋关节屈曲20°，腘部垫枕。

（3）髋臼骨折：牵引时保持下肢外展中立位。

（4）定时检查足跟皮肤，抬空足跟，避免压疮发生。

（5）翻身或检查时不应放松牵引重量，并保持牵引绳与腿部方向一致，最好向健侧卧位，两腿间夹一枕头。

（6）牵引期间，及时调整体位和重量，保证有效牵引，避免过度牵引。

（7）骨牵引时定时检查牵引针处有无不适、感染，予75%乙醇（酒精）或PVP-Ⅰ消毒针。

5. 外固定支架护理　定时检查针处有无红肿、渗液、感染，予75%乙醇（酒精）或PVP-Ⅰ消毒针孔每天2次，避免引起髂骨骨髓炎。

6. 疼痛护理。

7. 观察有无出血性休克、直肠肛管损伤及女性生殖道损伤、尿道膀胱损伤、神经损伤、大血管损伤、腹腔脏器损伤、感染、肺栓塞、下肢深静脉血栓形成、肌肉萎缩、关节僵硬、便秘等并发症发生。

8. 做好术前准备和术前指导，做好术前常规检查。

二、术后护理

1. 体位与活动　绝对卧床，根据医嘱决定是否可以抬高床头或下床。可适当翻身。

2. 饮食　术后6小时可进食，多饮水、多吃水果、蔬菜；高蛋白饮食，保持大便通畅。

3. 心理支持　保持良好的心态，正确对待疾病。

4. 做好呼吸道管理,给予吸氧、鼓励有效咳嗽咳痰,深呼吸,咳痰困难者,叩打肺部,雾化吸入促进痰液排出。

5. 做好切口护理,观察切口敷料情况及切口愈合情况,有无红肿热痛、渗液,切口感染者,协助做好分泌物培养,加强换药。

6. 疼痛护理。

7. 切口J-P管和导尿管护理。

8. 观察术后有无出血、下床固定物失效、感染、脂肪栓塞,肺栓塞、DVT、肌肉萎缩、关节僵硬、压疮、便秘等并发症发生并协助医生处理。

9. 健康教育。

（1）体位与活动　卧床,按医嘱循序渐进功能锻炼。不同部位的骨折愈合时间不同,须严格遵医嘱,不能自行过早负重。

（2）饮食　鼓励进高热量、高蛋白、富含维生素易消化的饮食。

（3）心理支持　鼓励患者保持良好精神状态。

（4）劝导戒烟。

（5）介绍药物的名称、剂量、用法、作用和不良作用。

（6）出院后继续功能锻炼。

（7）指导患者定时门诊复查,并说明复查的重要性,如出现病情变化,及时来医院就诊。

全髋关节置换术护理常规

一、一般护理

1. 适当行走,注意安全,防坠床跌倒。能演示术后正确的体位摆放,会正确使用梯形海绵并能翻身,以及功能锻炼的方法。

2. 以高蛋白、高维生素、高热量饮食为主,多吃新鲜蔬菜和水果,糖尿病者控制饮食及水果摄入,多饮水。

3. 保持良好的心态,正确对待疾病。从心理上认清接受手术治疗的必要性,对手术要达到的目的及可能发生的并发症与意外事项有一定的心理准备。由医生决定是否让患者和家属与同种手术成功的患者交谈,防止攀比心理。

4. 劝服戒烟,有肺部疾病尽早治疗;指导做深呼吸及有效咳嗽;预防感冒。

5. 感染的治疗　提醒医生及时治疗和处理脚癣、下肢溃疡、感染、体内慢性感染病灶(慢性副鼻窦炎、牙齿的慢性炎症)等情况,保护好髋部皮肤,勿在其上使用外用治疗法,并保持清洁。

6. 疼痛护理

（1）有效控制疼痛,保证足够的睡眠。

（2）宣教疼痛的评分方法,疼痛引起的原因及减轻疼痛的方法,如药物控制、拄拐行走、理疗等。

7. 做好术前准备和术前指导,做好术前常规检查,准备梯形海绵,手术当日带入手术室。

8. 对于股骨颈骨折的患者按四肢骨折术前干预措施处理。

9. 术前练习床上大小便。

二、术后护理

1. 体位与活动　患肢严禁内收、外旋,患髋屈曲小于90°。患肢外展中立位放置,两腿间放置梯形海绵。小心搬运,防止脱位。尽量健侧卧位与平卧,每2小时翻身1次,避免患侧腓总神经受压。术后即可进行肌肉收缩锻炼,在病情允许范围可进行伸屈膝关节、外移下肢、踝背伸等功能锻炼。根据医嘱请康复师会诊,由康复师协助患者床上锻炼及使用助步器下床。

2. 饮食　术后6小时进半流转饮食,多饮水、多吃水果、蔬菜;高蛋白饮食;避免高脂、辛辣饮食。

3. 保持良好的心态,正确对待疾病。

4. 呼吸道管理。

(1)监测氧饱和度,氧气吸入PRN。

(2)鼓励有效咳嗽咳痰、深呼吸。

(3)咳痰困难者,肺叩打PRN,雾化吸入PRN。

(4)如有胸闷、胸痛、气急、氧饱和度异常等及时通知医生。

5. 做好切口护理。

6. 疼痛护理。

7. 做好切口J—P管及导尿管的护理。

8. 观察有无出血、神经损伤、感染(切口、肺部、尿路)、肺栓塞、深静脉血栓形成、脱位、压疮、便秘、假体周围骨折、坠床跌倒的危险等并发症,发现异常及时报告医生并协助处理。

9. 健康教育

(1)体位与活动: 注意事项同术后干预措施。患者和家属能说出禁忌动作,使用助步器或拄拐活动,逐步脱拐独立行走。

(2)饮食: 鼓励进高热量、高蛋白、富含维生素易消化的饮食,避免高脂、辛辣饮食。

(3)心理支持: 鼓励患者保持良好精神状态。

(4)劝导患者及周围人员戒烟。

(5)介绍药物的名称、剂量、用法、作用和不良反应。

(6)宣教梯形海绵的使用: 平卧清醒时,梯形海绵放于两腿间,可松开两侧带子,不合作患者须扣好两侧带子。睡眠时或翻身前须扣好带子,松紧合适,腓骨头处应有厚棉垫保护,避免受压。使用多久应遵医嘱,一般为3个月。

(7)出院后继续功能锻炼,预防脱位。掌握穿鞋、坐位、起身、上下车、上厕所等的正确姿势。

(8)控制体重以及避免过度负荷,必要时可拄拐,可延长假体的使用寿命,预防假体松动或过早下沉。

(9)预防感染。

(10)指导患者定时门诊复查,并说明复查的重要性。如出现病情变化,带全资料、X线片,及时来医院就诊。

颈髓损伤护理常规

一、一般护理

1. 按骨科一般护理常规。

2. 密切观察生命体征　呼吸频率、节律及截瘫平面的变化,监测T、P、R、BP、SpO_2及病情变化,及时汇报医生。准备抢救物品: 吸引器、呼吸皮囊、气管切开包等。

3. 保持呼吸道通畅,必要时行气管切开、人工呼吸机辅助呼吸。

4. 翻身时注意头与躯干一致,翻身后注意观察神志、呼吸情况。

5. 遵医嘱予消肿药物如: 甘露醇、地塞米松等,观察药物不良反应。

6. 给予高热量、高维生素等半流质或流质饮食。

7. 按创伤性截瘫护理。

8. 颅牵者按骨牵引护理。

二、术后护理

1. 按骨科一般护理常规。

2. 密切观察T、P、R、BP、SpO_2(心电监护),吸氧,保持呼吸道通畅,床边准备抢救物品: 吸引器、呼吸皮囊、气管切开包等。

3. 注意伤口出血情况,保持局部引流通畅,一般术后床边常规放置气切包,吸引器已备急救。颈部制动,术后头颈两侧各放置沙袋一只,固定头颈部,咳嗽、打喷嚏时最好用手轻按颈前部防颈部移动。伤口拆线后,选用塑料颈围、石膏颈围等外围固定保护制动,根据手术类型决定固定时间长久。

4. 观察四肢感觉活动情况,如有头痛、恶心、呕吐等症状,应考虑骨膜破裂或脊髓液流出。

5. 遵医嘱给予消肿药物如: 甘露醇、地塞米松等,观察药物不良反应。

6. 翻身时注意头与躯干一致,翻身后注意观察神志、呼吸情况。

7. 做好四肢功能活动,指导患者残存肌力的主动活动。

8. 按创伤性截瘫护理。

腰椎前路减压融合术或腰椎后路减压融合术护理常规

一、一般护理

1. 体位与活动　腰突症或腰椎滑移患者适当行走,注意安全,防坠床跌倒。腰椎结核、腰椎肿瘤需按医嘱卧床休息,腰椎骨折必须绝对卧床,腰部制动,轴线翻身(使患者保持肩背臀部一直线,侧卧时可选用三角靠垫),搬运时应采取平板搬运或三人平托法,腰部固定制动,保持身体轴线平直不扭曲。

2. 以高蛋白、高维生素、高热量饮食为主,多吃新鲜蔬菜和水果,糖尿病者控制饮食。

3. 保持良好的心态,正确对待疾病。从心理上认清接受手术治疗的必要性,对手术达到的目的及可能发生的并发症与意外事项有一定的心理准备。可让患者和家属与同种手术成功的患者交谈。

4. 呼吸道护理　劝服戒烟,有肺部疾病尽早治疗;指导做深呼吸及有效咳嗽;预防感冒。

5. 疼痛护理。

6. 排便护理　截瘫患者排尿障碍予留置导尿,注意预防尿路感染。如有便秘,可使用开塞露塞肛;大便失禁时注意保护肛周皮肤。

7. 腰围护理。

(1)腰围是否合体,对软组织有无卡压,对皮肤有无摩擦,固定带是否牢固。

(2)位置是否正确,松紧是否合适。

8. 做好术前准备和术前指导,做好术前常规检查。

二、术后护理

1. 平卧位,腰部制动,每2小时轴线翻身1次。术后早期进行四肢的主动或被动功能锻炼。按医嘱决定床头抬高或下床的时间。医嘱允许下床、腰部负荷时,必须戴腰围,腰围一般固定3个月。

2. 腰椎后路术后6小时可进普食；腰椎前路手术术后暂禁食，待肛门排气后开始进食流质饮食，逐步过渡到普食。平时多饮水、多吃水果、蔬菜；高蛋白饮食；避免高脂、辛辣饮食。

3. 保持良好的心态，正确对待疾病。

4. 做好呼吸道管理。

5. 疼痛护理。

6. 切口护理。

7. 切口J—P管和导尿管护理。

8. 观察药物的作用及不良反应，观察激素的不良反应（如水钠潴留、高血压、高血糖、低钾、低钙、应激性溃疡、精神性兴奋等），同时要预防口腔真菌感染。

9. 观察有无出血、脊髓神经损伤、脑脊液漏、切口感染、肺部感染、泌尿系感染、肺栓塞、下肢深静脉血栓形成、神经根粘连、内固定松动、移植骨块滑脱、压疮、便秘、下肢挛缩畸形、骨质疏松、坠床跌倒的危险等并发症的发生，出现异常及时报告医生并协助处理。

10. 健康教育。

（1）体位与活动：轴线翻身，腰部制动，下床后腰围固定3个月。术后功能锻炼，术后即可让患者在床上进行握拳练习和手指活动，踝背伸活动；练习直腿抬高，开始时每次10~20下，每天三次，循序渐进。截瘫的患者给予被动功能锻炼。指导患者出院后适当进行腰部肌肉锻炼。下床时间严格遵医嘱执行。

（2）鼓励进高热量、高蛋白、富含维生素易消化的饮食，适当补充含钙食物。避免高脂、辛辣饮食。

（3）鼓励患者保持良好精神状态。

（4）劝导戒烟。

（5）保持大小便通畅。

（6）说明腰围固定的作用及注意事项。

（7）介绍药物的名称、剂量、用法、作用和不良反应。

（8）指导患者定时门诊复查，并说明复查的重要性。如出现病情变化，及时来医院就诊。

胃癌护理常规

一、术前护理

1. 按外科一般护理常规。

2. 纠正贫血及营养不良，指导患者合理膳食。

3. 幽门完全梗阻者术前禁食，需要时行胃肠减压，每晚用生理盐水500~1000ml洗胃1次，补充液体及电解质。幽门不完全梗阻者术前3天进流质饮食，每晚洗胃1次，术前1天禁食并给予补液。

4. 胃癌波及横结肠时应作肠道准备，选择肠道不易吸收的抗生素：新霉素、卡那霉素、庆大霉素、甲硝唑等口服。

5. 术前晚行温盐水或肥皂水灌肠。

6. 手术日晨置胃管、导尿管（遵医嘱）。

二、术后护理

1. 按各种麻醉后常规护理。

2. 按外科术后一般护理。

3. 密切观察患者有无腹胀及肠蠕动情况,肠蠕动恢复后可拔除胃管,拔胃管后当日可少量饮水或米汤;第2天进半量流质饮食,每次50~80ml;第3天进全量流质饮食,每次100~150ml,以蛋汤、菜汤、藕粉为宜;若进食后无腹痛、腹胀等不适,第4天可进食半流质饮食,如稀饭;第10~14天可进软食。

4. 留置胃管的护理。

(1)保持胃管负压引流通畅,胃管与引流管衔接处玻璃管口径要大,防止块堵塞管道。固定妥善,防止引流管扭曲、受压及脱落。

(2)观察引流液的颜色、性质及量,如引流出鲜红色血液,每小时超过200ml者提示有活动性出血,应立即报告医生及时处理。

(3)置胃管者,应每日给予口腔护理。若管腔堵塞用生理盐水冲洗,胃手术者冲洗压力宜低,每次20ml。

(4)肠蠕动恢复,肛门排气后可拔除胃管。

食管癌护理常规

一、术前护理

1. 按胸外科术前护理常规及胃切除术前护理常规。

2. 根据病情给予饮食,不能进食者可静脉补液,纠正水电解质失衡。

3. 对结肠代食管、胃代食管者,做好术前肠道准备。

4. 加强口腔护理,预防肺部并发症。

二、术后护理

1. 按胸外科术后护理常规。

2. 做好滴营养液塑料管的清洁,温度要适宜,滴速不宜过快。如有腹胀、腹泻,应及时寻找原因,并对症处理。

3. 术后刚开始进食时,要及时观察进食后有无呛咳、吞咽困难、腹胀腹痛、体温升高、脉搏加快等不良反应。

4. 按胸腔引流管和胃肠减压的护理。

5. 注意心率、心律变化,年老者应警惕心肌梗死,必要时做心电监护。有高血压病史者,术后予持续吸氧,维持血压接近术前水平。

6. 密切观察胸腔引流量及性质,有无内出血和乳糜胸出现,如怀疑乳糜胸可送胸液检查。及早发现早期吻合口梗阻,如胸痛、呼吸困难等,应报告医生。

7. 恢复期应嘱患者注意饮食卫生与习惯,吃易消化、富有营养、无刺激性食物。

肺癌护理常规

一、术前

1. 按胸外科术前护理常规。

2. 配合做好术前肺功能检查、痰培养等。

3. 了解病情,做好心理护理。

二、术后

1. 按胸外科术后护理常规。

2. 全肺切除术后注意　胸腔引流管夹管时,如有呼吸困难,同时气管偏健侧移位,应通知医生,开放夹子以调节胸腔压力,开放时嘱患者勿剧烈咳嗽。胸腔内注射抗生素3~4天,每天1次。

3. 控制输液速度,防止肺水肿。

4. 注意卧位,取1/4侧卧位,定时将健侧肺垫高,以利于通气;维持患者的正确姿势,预防侧弯。

5. 全肺切除术后注意氧流量的调节不可过大。

6. 全肺切除术后吸痰时注意吸痰管插入不可过深,防止引起气管瘘。

乳腺癌护理常规

一、术前护理:

1. 按外科术前护理常规。

2. 局部皮肤溃疡处及时换药,术前3天每日换药2次,并用乙醇(酒精)擦净和消毒溃疡周围皮肤,应用抗生素控制感染。

3. 妊娠期乳腺癌患者应终止妊娠;哺乳期应停止哺乳,给予回乳。

4. 如需植皮者,术前准备大腿皮肤3次。

二、术后护理:

1. 按外科术后护理常规。

2. 注意血压、脉搏、呼吸的监测,并观察有无胸膜损伤并发气胸。

3. 血压平稳后取半卧位,抬高患侧上肢,以利呼吸和引流。

4. 保持皮瓣血供良好。手术部位用绷带加压包扎,防止绷带松动滑脱,避免过紧,观察患侧上肢血运及创面有无渗血。

5. 保持负压引流通畅,观察引流液颜色、性状、量,并妥善固定,防止滑脱。

6. 鼓励指导患侧上肢功能锻炼,术后24小时可做腕关节屈、伸运动,术后1~3天行屈肘、伸臂锻炼,4~7天可用患肢洗脸刷牙,术后1周做肩部运动,10天后进行上臂全关节活动。患侧上肢避免测血压及输液,同时指导患者保护患侧上肢;平卧时患肢下方垫枕抬高10°~15°,肘关节轻度屈曲;卧位时屈肘90°放于胸腹部;下床活动时用吊带托或用健侧手将患肢抬高于胸前,需他人扶持时只能扶健侧。

7. 注意激素治疗后的不良反应。

8. 供皮区的创面要保持清洁、干燥,防止敷料移位和脱落。

9. 注意观察有无皮瓣坏死、患侧上肢淋巴回流障碍、继发感染等并发症。

10. 术后进行化疗、放疗者,按化疗、放疗常规护理。

11. 加强心理护理。主动与患者沟通得到患者的充分信任,介绍治疗的必要性和重要性,宣教化疗和放疗的不良反应及其并发症的预防措施。

肝癌护理常规

一、术前护理

1. 按外科术前护理常规。

2. 观察患者有无突然右上腹剧痛症状,防止癌肿破裂引起腹腔急性大出血,一旦出现上述症状,必须立即建立输液通道,备好血,并立即报告医生,做好术前准备。

3. 加强营养支持。除了饮食上注意补充蛋白质、糖和维生素以外,还应适当从静脉补给新鲜血浆和白蛋白等。

4. 配合做好各项检查,特别要注意肝肾功能和出凝血时间、凝血酶原时间的测定,B超、CT、动脉造影三大影像学检查结果。

5. 术前要了解患者的凝血功能减退情况,按医嘱给护肝药物,术前3天给予维生素K1,以改善凝血功能,预防术中、术后出血。

6. 做好肠道准备,术前3天遵医嘱予口服抗生素,以抑制肠道细菌。手术前一天晚上行清洁灌肠,以减少血氨的来源和清除术后可能发生肝性脑病的部分因素。

7. 术前2天开始应用抗生素,预防术后感染。

8. 注意观察肝性脑病的早期症状,如性格改变、行为异常、表现欢快或感觉迟钝、定向力和理解力下降等症状。

二、术后护理:

1. 按外科术后护理常规。

2. 严密观察神志、生命体征、腹部体征变化,观察肝断面引流液的颜色、性状和量。

3. 术后6小时血压平稳,可给低半卧位;但要避免过早活动,以免肝断面术后出血。

4. 禁食、胃肠减压,静脉输入高渗葡萄糖加适量胰岛素以及维生素B、C、K等,待肠蠕动恢复后逐渐给予流质、半流质至正常饮食。术后两周内应补充适量的蛋白质和血浆,以提高机体抵抗力。

5. 常规吸氧,按医嘱积极予护肝治疗。

6. 保持水、电解质、酸碱平衡,按医嘱记录出入量。

7. 肝动脉、门静脉置泵的患者,注入化疗药后用肝素液冲洗并注意观察局部皮肤有无肿胀,防止药物外溢皮下,引起皮肤坏死,并观察有无腹胀、腹痛等不适。

8. 观察有无出血、胆瘘、膈下脓肿、肝功能衰竭等并发症。

9. 术后行化疗者按化疗护理常规。

直肠癌护理常规

一、术前护理

1. 按外科一般术前护理常规。

2. 加强心理护理,保持情绪稳定。

3. 营养支持　术前给予高蛋白、高热量、高维生素、易消化营养丰富的少渣饮食,纠正贫血、低蛋白血症及水、电解质酸碱失衡。

4. 肠道准备　术前3天进少渣半流质饮食,术前2天流质饮食;术前2~3天口服肠道抗菌药物如庆大霉素、甲硝唑等,并补充维生素K$_4$,术前晚按医嘱口服50%硫酸镁或聚乙二醇电解质散剂导泻。如有肠梗阻或年老体弱、心肾功能不全不宜口服者,术前晚、术晨清洁灌肠。

5. 女性患者癌肿侵犯阴道后壁时,术前3天每晚需行阴道冲洗。

6. 手术前做药物过敏试验、备血,肠造口者术前2天试戴造口袋确定位置并做好标记,禁食12小时、禁水4小时。

7. 手术晨留置胃管、导尿管。

二、术后护理

1. 按外科术后一般护理常规。

2. 按全麻、椎管内麻醉术后常规护理。

3. 严密观察生命体征的变化，心电监护、吸氧1~2天，必要时记录出入量、测CVP。

4. 术后12小时内宜取平卧位，以减轻腹内脏器对盆底缝合处的压力；12小时后改低坡半卧位，使内脏下降，有利骶前引流与创面愈合。

5. 做好胃肠减压管、腹腔引流管、导尿管的护理。

6. 术后3~4天胃肠道蠕动恢复，肛门或肠造口排气后，拔除胃管，给予流质饮食；1周后进半流质饮食；2周后进易消化的软食。

7. 观察有无出血、感染、吻合口瘘、肠梗阻等并发症。

8. 有肠造口者按造口护理常规，指导患者及家属掌握造口护理方法，观察造口相关并发症。

9. 会阴部有切口者，术后1个月避免下蹲、过低坐位，以防会阴部切口裂开。

10. 直肠癌保留肛门者观察排便情况，指导缩肛训练，术后10天禁止灌肠、肛管排气，如排便不畅，可用导泻剂通便。

结肠癌护理常规

一、术前护理

1. 按外科一般术前护理常规。

2. 加强心理护理，保持情绪稳定。

3. 营养支持　术前给予高蛋白、高热量、高维生素、易消化营养丰富的少渣饮食，纠正贫血、低蛋白血症及水、电解质酸碱失衡。

4. 肠道准备　术前3天进少渣半流质饮食，术前2天进流质饮食；术前2~3天口服肠道抗菌药物如庆大霉素、甲硝唑等，并补充维生素K_4，术前晚按医嘱口服50%硫酸镁或聚乙二醇电解质散剂导泻。如有肠梗阻或年老体弱、心肾功能不全不宜口服者，术前晚、术晨清洁灌肠。

5. 手术前做药物过敏试验、备血、禁食12小时、禁水4小时。

6. 术晨置胃管、导尿管。

二、术后护理

1. 按外科术后一般护理常规。

2. 按全麻或椎管内麻醉术后常规护理。

3. 严密观察生命体征的变化，床边心电监护、吸氧1~2天，必要时记录出入量、监测CVP。

4. 术后6小时内宜取平卧位；6小时后改低坡半卧位，有利呼吸和腹腔引流管引流。

5. 指导深呼吸、有效咳嗽咳痰，每2小时翻身拍背，必要时雾化吸入促进排痰。

6. 做好胃肠减压管、腹腔引流管、导尿管的护理。

7. 术后3~4天胃肠道蠕动恢复，肛门排气后，拔除胃管，给予流质饮食；1周后进半流质饮食；2周后进易消化的软食。

8. 观察有无出血、感染、吻合口瘘、肠梗阻等并发症。

肾癌根治术后护理常规

1. 按泌尿外科手术后常规护理及麻醉后常规护理。

2. 密切观察血压、脉搏、呼吸及切口渗血情况，特别注意有无呼吸困难、呼吸音异常等，有异常时及时报告医生。

3. 有引流者，须保持引流通畅，注意引流液的色、质和量，注意观察排尿情况，有无血尿，准确记录24h出入水量、尿量以观察肾功能。

4. 全肾切除者,早期患侧卧位,术后24小时可鼓励患者起床活动。肾部分切除者,应卧床1~4周,以防出血和肾下垂。

5. 恢复正常饮食后,指导进食高热量、高蛋白、粗纤维丰富的饮食,以增加营养。

6. 如有腹胀,可用腹部按摩或行肛管排气。

7. 健康指导　指导患者观察排尿、尿色、尿量的异常表现。注意保护健侧肾脏,避免使用肾毒性药物。按时回院行免疫治疗。

膀胱肿瘤全膀胱切除术后护理常规

1. 按泌尿外科手术后常规护理及麻醉后常规护理。

2. 术后每4~6小时用2% $NaHCO_3$和1%新霉素溶液交替冲洗代膀胱,每次冲洗液量不超过20ml。保持管道通畅,防止血块阻塞,并记录进出液量。

3. 回肠代膀胱内导尿管及双侧输尿管导管接集尿袋,经常观察引流液颜色变化,分别记录引流量及24小时尿量。

4. 如有胃肠减压及负压引流管,须妥善固定,经常保持负压吸引通畅,并分别记录吸出液量。负压引流袋每日更换1次。

5. 术后第2天,需复查电解质、二氧化碳结合力,必要时做血气分析,以了解有无电解质紊乱及酸碱失衡。

6. 回肠代膀胱或乙状结肠膀胱术后禁食2天,待肛门排气后可进食。

7. 开放饮食后,进食高热量、高蛋白、粗纤维丰富的饮食,以增加营养。遵医嘱口服2% $NaHCO_3$ 1.0g,每日3次,至代膀胱内导管拔除。

8. 观察代膀胱乳头颜色、血供情况,尽早使用集尿袋,观察有无渗漏,局部保持清洁、干燥,并指导患者熟悉和学会使用集尿袋。回肠膀胱导管术后2~3周拔除。

9. 观察肠蠕动恢复的情况,术后禁用促进肠蠕动恢复的药物,如新斯的明,以防输尿管吻合口受到损伤。

10. 健康指导　指导患者学会使用集尿袋,保持局部清洁干燥。

烧伤一般护理常规

1. 按外科一般护理常规。

2. 及时了解患者的思想、情绪变化,合理进行心理指导,执行医疗保护制度。

3. 保持病室内空气新鲜、清洁、舒适、温度适宜,严格执行消毒隔离制度。

4. 入院新患者须称体重,做好患者的清洁工作,头面部烧伤应剃头发。

5. 观察病情　按要求测量生命体征,按照分级护理要求巡视病房,危重患者严密观察。

6. 了解饮食情况,做好饮食护理,鼓励患者进高热量、高蛋白、高维生素营养丰富易消化饮食,少量多餐,保持大便通畅。

7. 高热患者,面部及口唇周围烧伤,口腔黏膜烧伤者,做好口腔护理,保持口腔清洁。

8. 预防压疮,按时翻身,保持床单位清洁干燥。做好晨晚间护理,协助患者进行口腔卫生、洗足、剪指甲、女患者会阴冲洗等。

9. 严格执行治疗、护理操作规程,接触患者应戴消毒手套。

10. 做好出院后的指导工作。

特殊部位烧伤护理常规

一、头面部烧伤护理

1. 头面部烧伤常合并有呼吸道烧伤,应注意呼吸道通畅,及时准备气管切开的一切用物。体位以头高卧位为宜(床头抬高30°)。

2. 颈部烧伤者,颈部应取过伸位,使创面暴露良好。

3. 经常更换头部位置,防止枕后发生压疮,及时更换消毒棉垫。

二、眼耳烧伤护理

1. 眼部烧伤应经常保持眼的清洁,随时擦去分泌物,按时用药。眼睑外翻者可用无菌细纱布保护,防止角膜干燥、感染,俯卧位时不使受压。

2. 耳部烧伤应经常用无菌棉签吸干渗液,保持干燥,仰卧位时不使受压,防止发生软骨炎。包扎时注意外耳位置,耳郭周围垫以纱布,勿使受压。

三、鼻口腔烧伤护理

1. 保持口鼻腔清洁、通畅,及时擦净分泌物,必要时可用抗生素药液滴鼻。

2. 鼻孔内经常滴入少量液状石蜡(石蜡油),防止分泌物粘结阻塞。

3. 早期水肿使上下唇外翻呈鱼口状,应保持局部湿润。

4. 做好口腔清洁,口腔内有霉菌生长或溃疡时,可涂制霉菌素或锡类散,并及时通知医生。

5. 以软食为主,流质饮食或饮水可用塑料管吸取,面部植皮后患者给流质饮食或鼻饲流质。

6. 经常鼓励患者张口运动,防止小口畸形。

四、会阴部烧伤护理

1. 两大腿外展以充分暴露会阴部创面,保持创面清洁干燥。

2. 便器应消毒,便后用温盐水或1:5000高锰酸钾溶液冲洗清洁肛周皮肤。

3. 患者仰卧时在耻骨联合处盖上无菌纱布条,使尿液流向盛便器,小便后及时更换。

4. 年幼及昏迷患者如阴茎头未烧伤者可用阴茎套,套口勿过小,以免影响血供,每日检查,每日更换。

5. 阴茎烧伤患者仰卧时可用无菌尿瓶,必要时留置导尿。

参考文献

1. 李乐之,路潜. 外科护理学. 第5版. 北京: 人民卫生出版社,2012.

2. 曹伟新,李乐之. 外科护理学. 第4版. 北京: 人民卫生出版社,2010.

3. 胡雁. 实用肿瘤护理. 上海: 上海科学技术出版社,2007.

4. 钱培芬. 肿瘤科护理基本知识与技巧310问. 北京: 科学出版社,2010.

5. 方琼,裴艳. 乳腺癌常用化疗及靶向治疗使用操作及护理要点. 上海: 上海科学技术文献出版社,2011.

6. 任蔚虹,王惠琴. 临床骨科护理学. 北京: 中国医药卫生出版社,2007.

7. 覃美青,殷铁梅. 骨盆环骨折行外固定支架术的围手术期护理. 黑龙江医药,2007,20(4): 663-664.

8. 王亦璁,孟继懋,郭子恒. 骨与关节损伤. 北京: 人民卫生出版社,1999.

9. 吴英姿,周多莲. 医源性腓总神经损伤的原因分析与护理对策. 解放军护理杂志,2011,328(3b): 44-45.

10. 王钟富. 现代实用乳房疾病诊疗学. 郑州: 河南科学技术出版社,2000.

11. 刘建梅,王佰亮,李子荣. 微创小切口全髋关节置换术围手术期的康复护理. 中华护理杂志,2008,43(5): 419-420.

12. 胥少汀,葛宝丰,徐印坎. 实用骨科学. 第3版. 北京: 人民军医出版社,2006.

13. 胥少汀,葛宝丰. 徐印坎. 实用骨科学. 第3版. 北京: 人民军医出版社,2006.

14. 周艳,陈建明,王存香. 颈椎损伤患者行颅骨牵引的观察与护理. 护士进修杂志,2011,26(16): 1533-1534.

15. 杜克,王守志. 骨科护理学. 北京: 人民卫生出版社,1995.